TRAITÉ

DES HYPOTHÈQUES.

On ne reconnaîtra pour non contrefaits que
les exemplaires signés de l'auteur.

Victor Pannier

TRAITÉ

DES HYPOTHÈQUES,

OFFRANT LA CONFÉRENCE DES AUTEURS, TANT ANCIENS QUE MODERNES, QUI SE SONT OCCUPÉS DE CETTE MATIÈRE, AINSI QUE LES ARRÊTS AUXQUELS ELLE A DONNÉ LIEU.

Ce traité présente encore des tableaux de distribution de priviléges pour tous les cas.

PAR M. VICTOR PANNIER, JUGE A LISIEUX.

Prix : 6 fr.

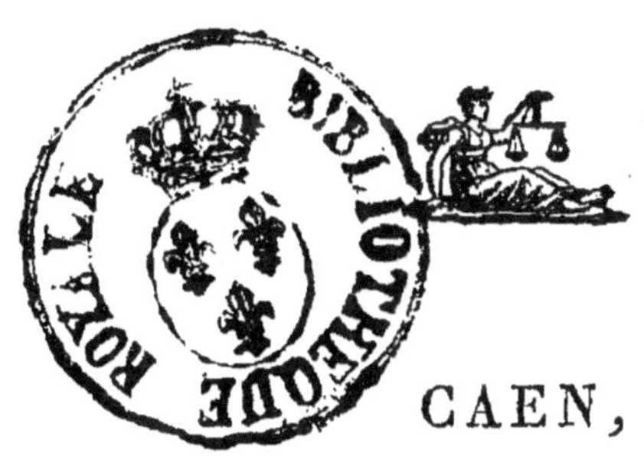

CAEN,

Chez {
CHALOPIN fils, Imprimeur-Libraire, rue Froide ;
Mme. BLIN-BARON, Libraire, place St.-Sauveur ;
MANCEL, libraire, rue St.-Jean.

PARIS, chez Melle. LELOIR, Libraire, rue St.-Jacques, n°. 164.

1824.

A SON EXCELLENCE

Monseigneur le Comte DE PEYRONNET, *garde des Sceaux de France*, *Ministre Secrétaire d'État au département de la Justice.*

MONSEIGNEUR,

Chef de la magistrature, et placé près du trône pour veiller à l'observation des lois, tout traité, qui a pour objet le droit, ne peut manquer de vous intéresser : cette raison m'a fait prendre la liberté de supplier Votre Grandeur d'agréer l'hommage de celui que je publie sur les Hypothèques, et dont elle a daigné accepter la dédicace.

Souffrez, Monseigneur, que je profite de cette occasion pour vous payer le tribut que je vous dois et que vous doit tout membre de la justice.

L'administration que Sa Majesté vous aconfiée est une des plus importantes de l'état, puisqu'elle donne la vie aux lois, et par-là maintient la société civile, qui périrait nécessairement si les lois restaient sans vigueur.

Monseigneur, à peine saisi du portefeuille, vous avez jeté un coup-d'œil rapide sur toutes les parties soumises à votre direction, rehaussé l'éclat de la magistrature et fait les améliorations qui, jusqu'alors, avaient été négligées ou inaperçues.

La branche la plus difficile et la plus délicate de votre administration, le per-

sonnel des fonctionnaires, a aussi occupé
vos soins, et bientôt vous l'avez parfai-
tement connue.

Mais, dans une simple épître, il ne
m'appartient pas, Monseigneur, de publier les justes éloges dus à tous les actes
de votre ministère ; et, me renfermant
dans un respectueux silence, je laisse à
l'historien fidèle à remplir cette noble
tâche.

J'ai l'honneur d'être, avec le sentiment
de la plus profonde vénération,

De Votre Grandeur,

*Le très-humble et très-obéïssant
serviteur,*

Victor **PANNIER.**

DES HYPOTHÈQUES.

Un moraliste trop sévère a dit qu'un traité des hypothèques est un recueil de précautions contre les fraudes et les infidélités des hommes. *St.-Evremont.*

Il nous semble qu'on ne doit voir dans un pareil traité que les voies à prendre pour s'assurer de l'exécution des engagemens, abstraction faite de toute mauvaise foi, parce que l'indélicatesse ne se suppose pas.

L'homme peut être malheureux dans ses combinaisons ; il peut éprouver des pertes ; ces raisons de craindre peuvent porter à des mesures de prévoyance : de là la stipulation d'hypothèque qui donne un droit réel dans les biens affectés. Art. 2114.

CHAPITRE Ier.

Dispositions générales.

2092.

Quiconque s'est obligé personnellement, est tenu de remplir son engagement sur tous ses biens mobiliers et immobiliers, présens et à venir.

TOUT engagement est sérieux. L'intérêt en est le principe. Les parties ne contractent que sur la foi de l'exécution de leur conventions. Désirant la fin, la loi a dû leurs accorder les moyens d'y parvenir; elle l'a fait en soumettant leurs biens présens et à venir à leurs obligations : c'est la disposition de cet article.

Cependant des raisons d'humanité, ou puisées dans l'intention présumée des contractans, ont porté le législateur à excepter de cette règle certains objets mobiliers désignés dans les articles 580 et 592 du Code de procédure civile.

Dès que les biens à venir d'un débiteur entrent dans sa solvabilité, il faut dire que la cession de ses biens présens ne le libère que jusqu'à concurrence de leur valeur. Art. 1270.

I

2093.

Les biens du débiteur sont le gage commun de ses créanciers ; et le prix s'en distribue entre eux par contribution , à moins qu'il n'y ait entre les créanciers des causes légitimes de préférence.

Le droit de propriété a fait naître les transactions. La loi qui établit ce droit et le garantit a dû assurer les actes qui en dérivent. L'homme agit dans l'intérêt de sa fortune ; ses biens doivent donc répondre de ses obligations. De là , l'article précédent.

L'objet de la disposition qui est sous nos yeux est de régler les droits des créanciers entr'eux , lorsqu'ils n'ont aucune cause de préférence légitime. Dans ce cas ils sont vus du même œil ; ils ont contracté sur la solvabilité apparente de leur débiteur , ses biens sont leur gage commun : alors point de distinction , point de rang à réclamer. L'acte devant notaire , comme l'acte sous seing privé , ayant date certaine , produit le même effet dans la distribution. On ne fixe pas non plus l'antériorité d'obligation.

Cette disposition parle du prix des biens , parce qu'il est toujours dans la faculté des créanciers de convertir en argent les biens de leur débiteur , pour obtenir ce qui leur est dû. Art. 2264.

2094.

Les causes légitimes de préférence sont les privi- léges et hypothéques.

L'article que nous venons d'examiner annonce des causes légitimes de préférence. La loi devait les faire connaître. Nous les trouvons ici : ce sont les priviléges et hypothèques.

Plusieurs dispositions du Code établissent un autre droit qui n'a ni les formes, ni le nom de privilége ou d'hypothèque, c'est la faculté qu'a le créancier de garder en ses mains l'objet qui est en sa possession, jusqu'à ce qu'il soit payé. On le nomme droit de *rétention*. On le trouve dans les art. 555, 1673, 1749, 1948, 2082, 2175. M. Tarrible, et après lui M. Persil ont reconnu ce droit. Le premier sur l'art. 2103 ; le deuxième sur l'art. 2094 que nous discutons.

Il n'y a aucune formalité à observer pour acquérir et conserver ce droit ; mais on ne peut en réclamer les avantages que tant que l'objet est en la possession du créancier : sorti de ses mains, il cesse d'exister, et la créance devient purement personnelle. *V. Tarrible et Persil.*

CHAPITRE II.

Des priviléges.

2095.

Le privilége est un droit que la qualité de la créance donne à un créancier d'être préféré aux autres créanciers, même hypothécaires.

Des raisons de faveur puisées dans l'équité, la morale et l'humanité ont donné naissance aux priviléges.

Ils présentent un droit réel sur une chose et sur le prix provenant de la vente de cette même chose.

Le privilége est donc accordé à la qualité de la créance ; par conséquent, on ne peut convenir qu'une créance simple sera payée par privilége.

On peut bien donner un gage, et sur ce gage exercer un privilége, mais ce sera surcet objet seulement : pouvant le vendre, le débiteur a pu le soumettre au paiement de sa dette. Domat, liv. 3, tit. 1er., sec. 5.

Étienne, dans son traité des hypothèques, p. 12, a pensé qu'une rente hypothèque peut devenir privilégiée, si le débiteur, en vendant son fonds, a chargé l'acquéreur de la payer. Cet auteur s'est évidemment trompé : il n'a pas réfléchi que ce n'est pas la même rente qui sera privilégiée, que ce sera une autre rente due par un autre débiteur (*par l'acquéreur*), et que la novation aura libéré l'ancien.

La Cour de cassation, par arrêt du 4 août 1817 (Sirey, 17, 1, 373), a décidé qu'on ne peut établir de préférence entre deux cessionnaires de parties d'une créance privilégiée, quoique la cession faite à l'un soit antérieure à celle de l'autre, lorsque d'ailleurs les actes de cession ne contiennent aucune stipulation particulière.

Cet arrêt a cassé une décision de la Cour de Rouen qui portait avec elle, c'est-à-dire, par ses motifs mêmes, l'empreinte de l'irréflexion et de l'erreur, puisque, contrairement aux principes et aux simples notions sur les priviléges, elle accordait une préférence à l'antériorité de la signification du transport, en confondant la saisine avec la faveur qui motive le privilége. Il eût été fâcheux que cet arrêt n'eût point été dénoncé à la censure de la Cour suprême.

L'affaire ayant été renvoyée devant la Cour de Caen, la même question devait nécessairement s'y reproduire ; cependant cette Cour s'est jettée dans l'interprétation des actes, et nous devons le dire, elle a scruté péniblement l'intention des contractans ; car on remarque dans ses motifs de l'embarras, de la diffusion, de l'obscurité.

Il y a eu nouveau pourvoi, qui a été admis, puis rejetté, par la raison que la Cour de Caen avait jugé en fait. Nous pensons que l'arrêt aurait dû être cassé, parce que, quoiqu'en apparence il appréciât les actes, il violait les art. 1694, 2096, 2097, 2112.

2096.

Entre les créanciers privilégiés, la préférence se règle par les différentes qualités des priviléges.

Plus la cause de la créance est respectable, est sacrée, plus cette créance doit jouir de garantie ; de là la maxime: *Privilegia non ex tempore æstimantur, sed ex causâ.*

MM. Tarrible, Delvincourt, Persil et Minier ont fait des tableaux pour fixer le rang des différens priviléges. Ces tableaux sont généraux ; nous pensons qu'il est bon, pour l'intelligence de la loi, de supposer plusieurs cas, afin d'adapter à chacun le tableau qui lui convient.

Ier. TABLEAU

Sur le mobilier du propriétaire en déconfiture.

Sont payés dans l'ordre suivant,

1°. Les frais de justice ;

2°. Les contributions directes pour l'année échue et l'année courante, savoir : la contribution foncière, sur les récoltes, loyers et revenus des biens sujets à la contribution (ce privilége ne s'étend point sur le mobilier) ; la contribution mobilière, celle des portes et fenêtres, des patentes, sur tout le mobilier ;

3°. Les salaires de gens de service : on n'entend point par là les gens de journée ; ils n'ont point de privilége, excepté sur la récolte de l'année ;

4°. Les fournitures de subsistances ;

5°. Les sommes dues pour les semences et pour les frais de la récolte de l'année, mais seulement sur le produit de la récolte, et après les priviléges ci-dessus. Delv .3, 150 : Malleville, 4, 251 ; Tarrible, 1 , 147 , 148 ;

6°. Les sommes dues pour ustensiles d'agriculture, sur le prix de ces ustensiles, toutefois après le paiement des quatre premiers numéros. Delv.

3 , 150. Malleville, tit. 4, 251 ; Tarr., 1 , 147 , 148 ;

7°.La dépense pour la conservation de la chose, sur le prix de cette chose , toujours après le paiement des priviléges compris dans les quatre premiers numéros. On n'entend parler ici que de la chose conservée qui aurait été remise au débiteur ; car si le créancier l'avait encore aux mains , son droit tiendrait du gage. V. le 7ᵉ. tableau ;

8°. Le vendeur, sur le prix des objets vendus, mais après les mêmes numéros ;

9°.Les sommes dues pour la défense personnelle du condamné en matière criminelle , correctionnelle et de police. Loi du 5 septembre 1807 ;

10°. Les frais de justice en mêmes matières.

TABLEAU II.

Sur le mobilier d'un propriétaire décédé.

1°. Les frais de justice ;

2°. Les frais funéraires. Nous observons que tous les auteurs font précéder ce privilége par les contributions directes. Nous ne ponvons partager leurs opinions. Nous avons lu les motifs de la loi du 19 novembre 1808, et nous nous sommes convaincus que cela n'est point entré dans la pensée du législateur. On voit bien que le privilége des contributions doit marcher avant tout; mais pourquoi ? C'est pour éluder les fraudes et les embarras d'une distribution par contribution : or , il ne peut y avoir de fraude dans les frais funéraires : d'un autre côté, l'homme qui n'a de mobilier que pour se faire enterrer est indigent, et dans ce triste état il ne doit pas de contributions ;

3°. Les contributions directes (voir le n°. 2 du précédent tableau);

4°. Les frais de dernière maladie ;

.5°. Les salaires des gens de service , autres que les gens de journée ;

6°. Les fournitures de subsistances ;

7°. Les sommes dues pour les semences et pour les frais de la récolte de l'année ; mais seulement sur le prix de cette récolte et après les priviléges ci-dessus. Delv. 3, 150. Malleville 4, 251. Tarr. 1, 147, 148 ;

8°. Les sommes dues pour ustensiles d'agriculture , sur le prix de ces ustensiles et après le paiement des six premiers numéros. Delv. 3, 150. Malleville , 4, 251. Tarr. 1, 147, 148 ;

9°. La dépense pour la conservation de la chose, mais seulement sur le prix de cette chose et après les priviléges des six premiers numéros.

Même observation qu'à l'autre tableau. Delv. 5, 150;

10°. Le vendeur sur le prix des objets vendus et après les mêmes numéros dont nous venons de parler. Lorsqu'il y a lieu à revendication, l'objet est affranchi de tout privilége;

11°. La défense personnelle du condamné en matière de grand ou de petit criminel;

12°. Les frais de justice en mêmes matières;

13°. Les facteurs de la halle aux farines de Paris. Décret du 29 février 1811;

TABLEAU III.

Sur le mobilier et les marchandises d'un commerçant.

1°. Les frais de justice;

2°. La contribution mobilière, celle des portes et fenêtres et des patentes;

3°. Les salaires des gens de service;

4°. Les fournitures de subsistances;

5°. La dépense pour la conservation de la chose, sur la chose seulement;

6°. Les avances faites par le commissionnaire, sur les marchandises à lui expédiées. Code de Comm. art 93;

7°. Les priviléges mentionnés dans les articles 191, 307 et 428 du même Code ;

8°. Le vendeur, sur le prix des objets vendus. Il ne s'agit pas ici des marchandises, mais seulement des meubles à l'usage du commerçant. Nous ne parlons pas du droit de revendication.

TABLEAU IV.

Sur le mobilier d'un fermier ou locataire.

1°. Les priviléges compris dans les six premiers numéros du 1er. tableau. Delv. 3, 150. Malleville 4, 251.

2°. Les loyers ou fermages, sur le prix de tout ce qui garnit la maison ou la ferme, sur les fruits de la récolte de l'année et sur tout ce qui sert à l'exploitation ;

MM. Persil 1, 88 ; Carré, dans son traité sur le Code de procédure, pensent que l'art. 662 de ce Code change cet ordre de privilége ; mais MM. Berriat, pag. 496, et Delvincourt, tome 3. 500, sont d'avis contraire ; ayant adopté leur opinion, qui nous semble conforme à l'esprit et au texte de cet article 662, nous avons formé ce tableau de la manière ci-dessus.

3°. Les frais faits pour la conservation de la chose. Voir nos observations sur le n°. 7 du 1ᵉʳ. tableau. Ce privilége ne marche, comme on le voit, qu'après celui du propriétaire. Delv. 3, 150, 520, note 5;

4°. Le vendeur, sur le prix des objets vendus ; mais après le propriétaire, à moins qu'il ne fût prouvé qu'il avait connaissance des droits du vendeur.

TABLEAU V.

Sur le mobilier d'un comptable public.

Viennent avant le trésor tous les priviléges généraux et particuliers des articles 2101 et 2102.

Le privilége du trésor s'exerce sur tout le mobilier des comptables , même à l'égard des femmes séparées de biens , pour les meubles trouvés dans les maisons d'habitation du mari , à moins qu'elles ne justifient de la propriété des objets qu'elles réclameraient. art. 2 , de la loi du 5 septembre. 1807 Persil 1, 16.

Priviléges particuliers.

TABLEAU VI.

Sur le gage établi conformément à l'art. 2074.

1°. Les frais de vente;

2°. Le gagiste;

3°. La contribution mobilière;

4°. Les autres priviléges;

TABLEAU VII.

Sur le prix de la chose conservée ou améliorée, détenue par le créancier et qu'il fait vendre pour se payer. Ce privilége tient du gage.

1°. Les frais de vente;

2°. Ceux faits pour la conservation ou l'amélioration de la chose;

3°. La contribution mobilière;

4°. Les autres priviléges dans leur ordre;

Même ordre de privilége.

1°. A l'égard du prix des effets du voyageur retenus par l'aubergiste;

2º. Du prix des effets transportés retenus par le voiturier;

3º. Des fonds du cautionnement, ainsi que des intérêts du fonctionnaire public qui s'est rendu coupable de prévarication. Tous les créanciers qui y ont droit viennent en concurrence.

Après les créanciers vient le bailleur des fonds qui ont été employés au cautionnement et qui a observé les formalités.

2097.

Les créanciers privilégiés qui sont dans le même rang, sont payés par concurrence.

La faveur étant la même, le droit est égal : dès-lors point de préférence entre les créanciers que la loi voit du même œil et qu'elle place dans le même rang. Comme on l'a déjà dit, la date, en pareille matière, est indifférente.

Ainsi, les créanciers compris dans le nº. 4, de l'art. 2101, n'ont point de privilége entr'eux; il en est de même de ceux dont parle le nº. 5, et encore de tous les créanciers qui, dans les autres articles, sont placés sur la même ligne.

Les cessionnaires d'une créance divisée viennent aussi par concurrence.

2098.

Le privilége, à raison des droits du trésor public, et l'ordre dans lequel il s'exerce , sont réglés par les lois qui les concernent.

Le trésor public ne peut cependant obtenir de privilége au préjudice des droits antérieurement acquis à des tiers.

Le gouvernement est établi dans l'intérêt du corps social ; les frais d'administration doivent donc être supportés par ce corps: de là les contributions directes. Cette dette est la plus sacrée , puisqu'elle intéresse la société entière : de là le privilége dont elle jouit.

Chacun est intéressé au maintien des droits de propriété et de sûreté: la répression dès infractions à ces lois profite donc à tous ; personne ne peut donc se plaindre de ce que le trésor recouvre , par préférence , les frais de poursuite : c'est le motif du privilége attaché à cette créance.

Les comptables publics et quelques fonctionnaires fournissent un cautionnement pour la garantie de leur conduite ; ce cautionnement est un gage : il est juste que le trésor ait une préférence sur cet objet. On ne peut se plaindre, non plus , qu'il ait un privilége sur les biens des comptables.

Trois lois ont été rendues pour régler ces différens priviléges. Deux sont du 5 septembre 1807, et l'autre du 19 novembre 1808 (Sirey 8, 2, 22, 53 ; tome 9, 2, 9).

Nous suivrons l'ordre des préférences et non celui des lois.

Loi du 12 novembre 1808 , sur le privilége des contributions directes.

La contribution mobilière, celle des portes et fenêtres et des patentes, pour l'année échue et l'année courante, sont privilégiées sur tout le mobilier appartenant aux redevables, en quelque endroit qu'il se trouve. Art. 1er. n°. 2.

La même préférence a lieu aussi, pour l'année échue et l'année courante, pour la contribution foncière ; mais seulement sur les récoltes, fruits, loyers et revenus des biens immeubles sujets à cette contribution. Même art.

Ces deux priviléges priment tout autre. Même art. ; cependant nous établirons qu'il n'a pu entrer dans la pensée du législateur de le faire marcher avant les frais de justice et les frais funéraires.

Tous fermiers, locataires, receveurs, dépositaires, à quelque titre que ce soit, et débiteurs de deniers provenant du chef des rede-

vables et affectés au privilége du trésor public ,
sont tenus , sur la demande qui leur en sera faite,
de payer en l'acquit des redevables,sur le montant
des fonds qu'ils ont aux mains. Les quittances
seront allouées en compte. Art. 2.

La revendication sur saisie sera portée devant
l'autorité administrative. Art. 4.

Il résulte de cette loi que ces priviléges ne s'é-
tendent point aux immeubles.

*Ire. loi du 5 septembre 1807 , relative au pri-
vilége du trésor public sur les biens des
comptables.*

Le trésor public a un privilége sur tout le mobilier
des comptables , même à l'égard des femmes séparées de biens, pour les meubles trouvés dans
les maisons d'habitation du mari, à moins qu'elles
ne justifient légalement que lesdits meubles leur
sont échus de leur chef, ou que les deniers employés à leur acquisition leur appartenaient. Art. 2.

La justification doit être faite par acte authentique.

Ce privilége est primé par ceux des art. 2101 ,
2102. Même art.

Le trésor a également un privilége :

1°. Sur les immeublesacquis à titre onéreux, par les comptables, après leur nomination. Art. 4.

2°. Sur ceux acquis au même titre et depuis cette nomination, par leurs femmes, même séparées de biens, à moins qu'elles ne justifient de l'origine des deniers. Même article.

Ce privilége doit être inscrit dans les deux mois de l'enregistrement de l'acte translatif de propriété. art. 5.

Il ne préjudicie point :

1°. Aux créanciers privilégiés désignés dans l'art. 2103, lorsqu'ils ont rempli les conditions prescrites pour obtenir privilége ;

2°. Aux créanciers désignés aux articles 2101, 2104 et 2105 du Code civil, dans le cas prévu par le dernier de ces articles ;

3°. Aux créanciers du précédent propriétaire, qui auraient sur le bien acquis des hypothèques légales existant indépendamment de l'inscription, ou toute autre hypothèque valablement inscrite. art. 5.

A l'égard des immeubles des comptables qui leur appartenaient avant leur nomination, le trésor public a une hypothèque légale, à la charge de l'inscription, conformément aux articles 2121 et 2134. Art. 6.

Le trésor public a une hypothèque semblable, et à la même charge, sur les biens acquis par le comptable autrement qu'à titre onéreux, postérieurement à sa nomination. Même art.

L'art. 7 de cette loi impose aux comptables l'obligation d'énoncer leurs qualités dans les actes d'acquisition, ou de vente, à peine de destitution et d'être poursuivis comme banqueroutiers frauduleux.

Ce même article oblige, sous peine de destitution et de dommages-intérêts, les receveurs de l'enregistrement et les conservateurs des hypothèques, à prendre inscription au vu des actes passés par les comptables, pour la conservation des droits du trésor public, et d'envoyer au procureur du roi, et à l'agent du trésor public à Paris, le bordereau prescrit par l'art. 2148.

Cette loi contient d'autres dispositions relatives à l'aliénation des biens des comptables.

Nous observons sur cette loi :

1°. Que l'art. 2 ne parle que des femmes séparées de biens; de là M. Persil conclut que les femmes non séparées ne pourraient rien réclamer du mobilier. Tom 1er. p. 21. Nous sommes du même avis;

2°. Qu'encore que la maison soit louée au nom de la femme, le mobilier est présumé appartenir au mari ; c'est pourquoi cet article dit : *aux maisons d'habitation du mari.*

Aux termes de l'art. 4, le trésor a deux mois pour inscrire. M. Persil pense que s'il y a revente peu de jours après l'acquisition, il faudra inscrire au respect de l'acquéreur, dans la quinzaine de la transcription. T. 1. p. 25. Un arrêt de cassation semble aussi l'avoir décidé. Voir Sirey 13, 1, 464 ; mais, à l'égard des créanciers, le trésor aura toujours deux mois, si l'acquéreur ne se libère pas immédiatement après la quinzaine : de sorte que l'inscription à prendre dans ce délai empêchera seulement la libération de l'acquéreur et donnera au trésor le droit de surenchérir.

Un avis du conseil d'état, du 25 février 1808, a rendu communes au trésor de la couronne, toutes les dispositions de la loi que nous examinons.

Les percepteurs à vie ne sont point compris dans cette loi, et le trésor ne peut requérir d'inscription sur leurs biens. Décision du ministre des finances, du 21 mars 1809. Sirey 9, 2, 302.

L'art. 2121 accorde une hypothèque légale sur une autre classe de comptables. V. cet art.

IIe. loi du 5 septembre 1807 , qui règle les priviléges du trésor pour les frais de justice en matière criminelle , correctionnelle et de police.

Le trésor public a un privilége pour cet objet sur le mobilier des condamnés ; mais ce privilége ne s'exerce qu'après ceux mentionnés dans les art. 2101 , 2102 , après le paiement des sommes dues pour la défense personnelle du condamné , et encore après les restitutions , dommages-intérêts et frais adjugés aux parties lésées. Art. 1 et 2 de la loi ; art. 46 et 468 du Code pénal. M. Persil n'avait pas sous les yeux ces deux dernières dispositions , lorsqu'il a rapporté la lettre du grand juge, du 15 mars 1808 ; car il aurait observé que l'on ne devait plus y avoir égard, relativement aux restitutions auxquelles le Code pénal accorde un privilége.

Il a également un privilége sur les biens immeubles des condamnés , mais à la charge de l'inscription dans les deux mois à dater du jugement de condamnation , sinon ce privilége dégénère en hypothèque. Art. 3.

Le ministre de la justice, par sa lettre du 9 août

1808, a émis l'opinion que s'il y a vente après le jugement, le trésor doit inscrire dans la quinzaine de la transcription. Voyez ce que nous avons dit page 20.

Le privilége que cette loi accorde sur les immeubles, est primé :

1°. Par les priviléges désignés en l'art. 2101, dans le cas prévu par l'art. 2105 ;

2°. Par ceux mentionnés en l'art. 2103, pourvu que les conditions prescrites pour leur conservation aient été accomplies ;

3°. Par les hypothèques légales existant indépendamment de l'inscription , pourvu qu'elles soient antérieures au mandat d'arrêt , s'il en a été décerné, ou au jugement de condamnation ;

4°. Par les autres hypothèques inscrites avant le privilége du trésor , si elles résultent d'actes qui aient une date certaine , antérieure audit mandat d'arrêt ou jugement de condamnation ;

5°. Enfin par les sommes dues pour la défense personnelle du condamné. Art. 4.

Les amendes ne jouissent point du même privilége que les frais de justice. Lettre du grand juge , du 19 mars 1808. Sirey, 10 , 2 , 265.

Dès que la loi établit un privilége sur les biens du condamné , et qu'elle le fait naître particulièrement du jugement de condamnation, il en faut conclure qu'à partir de cette époque il y a prohibition d'aliéner. Lettre du ministère de la justice, du 9 août 1808.

Si postérieuremeut au mandat d'arrêt le condamné avait fait des aliénations simulées, le fisc pourrait en provoquer la rescision. Même lettre.

Il y a une différence entre le titre onéreux et le titre gratuit. A l'occasion de celui-ci, il suffit de prouver la fraude de la part de celui qui a disposé ; tandis que pour les aliénations à titre onéreux, il faut encore prouver la participation de l'acquéreur à cette fraude. ff. *quæ in fraud. credit.*

Droits de mutation par décès.

Les droits de mutation jouissent d'un droit de préférence sur le produit des biens sujets à ce droit. Art. 32 de la loi du 22 frimaire an 7.

Ce droit ne s'éteint pas par l'aliénation des immeubles de la succession; par conséquent l'acquéreur est responsable des sommes dues ; mais, comme nous venons de dire, on ne peut exécuter ce privilége que sur le produit des biens. Letter du grand juge, du 23 nivose an 12 (Sirey, 4, 2, 593).

Les revenus, dans les mains de l'acquéreur, restent donc affectés, tant qu'il n'a pas purgé. Arrêt de cassation du 29 avril 1807. V. Merlin, v. enregistrement §. 40; cependant cette Cour a décidé, le 6 mai 1816, que le privilége de la régie ne porte aucune atteinte aux droits des créanciers hypothécaires, acquis antérieurement à la mutation (Sirey, 16, 1, 423).

Elle a encore décidé, le 3 janvier 1809, que l'administration des domaines pouvait faire saisir les fruits du fonds sujet au droit, aux mains du fermier, quoiqu'il justifie avoir payé le prix de son bail (Sirey, 9, 1, 140.).

Privilége sur les cautionnemens des fonctionnaires publics.

Le cautionnement est un gage qui a été exigé des fonctionnaires pour la sûreté des reprises et indemnités auxquelles leurs prévarications pourraient donner lieu. Loi du 25 nivose an 13 (Sirey, 5, 2, 249).

Il est juste que le trésor ait une préférence sur cet objet dont il a la détention.

Les personnes qui ont fourni les deniers du cautionnement peuvent avoir un privilége de second ordre. Même loi. Décret du 22 décembre 1812 (Sirey, 15, 2, 199).

Nous discuterons ce privilége sous l'art. 2102, n°. 7.

2099.

Les priviléges peuvent être sur les meubles ou
sur les immeubles.

Tous les biens que l'homme possède sont meubles ou immeubles. Art 516.

Le deuxième livre du code explique ce que l'on entend par immeubles et par meubles , art. 517, jusqu'à 536.

En toute circonstance on doit observer la distinction que fait la loi ; par conséquent les priviléges et hypothèques sont soumis à cette distinction.

Ainsi, le privilége sur le mobilier ne s'étend que sur les effets que la loi regarde comme tel. Il en est de même du privilége sur les immeubles.

On remarquera qu'aucun objet dont le fermier est propriétaire ne peut devenir, dans sa main, immeuble par destination ; il n'y a que celui qui possède des immeubles qui peut attacher au service et à l'exploitation de son fonds certains objets qui par là s'y incorporent. Ils participent de la nature du fonds, tant que dure la destination. V. l'art. 524, qui exige que les objets soient placés par le propriétaire.

Nous examinerons, sur l'art. 2118, quels biens sont susceptibles d'hypothèques ; les mêmes biens sont soumis aux priviléges.

Le privilége est un droit réel, soit qu'il frappe des meubles, ou des immeubles ; mais, à l'égard des meubles, il ne donne pas la faculté de les suivre dans d'autres mains que dans celle du débiteur : ce droit réel subsiste sur l'objet mobilier, tant qu'il est dans cette dernière main, sauf le cas où les meubles garnissent une maison ou une ferme.

Le privilége étant un droit réel, le créancier qui l'exerce peut intenter son action devant le juge où se trouve l'objet mobilier ; Ex : Paul jouit d'une terre, située dans un canton autre que celui de son domicile ; les ouvriers qui ont fait la récolte de cette terre pourront le faire citer devant le juge de paix du canton où se trouve la récolte, pour faire reconnaître la cause de la créance, et obtenir condamnation.

Les priviléges sur les immeubles jouissent du

droit de suite, de la même manière que les hypothèques ; ils ont de plus un droit de préférence.

SECTION Ière.

Des priviléges sur les meubles.

2100.

·Les priviléges sont, ou généraux, ou particuliers,
sur certains meubles.

L'extrême faveur de quelques priviléges les a
fait étendre sur tous les meubles, et leur a donné
une préférence même sur des priviléges particuliers. D'autres sont restreints à certains meubles.
C'est ce que fait connaître cet article ; on voit que
le législateur a accordé à chaque créance privilégiée la garantie sur laquelle le créancier a dû
compter ; cette distribution est fondée sur l'é-
quité.

§ Ier.

Des priviléges généraux sur les meubles.

2101.

Les créances privilégiées sur la généralité des
meubles, sont celles ci-après exprimées, et s'exercent
dans l'ordre suivant.

1°. Les frais de justice ;

2°. Les frais funéraires ;

3°. Les frais quelconques de la dernière maladie, concurremment entre ceux à qui ils sont dus ;

4°. Les salaires des gens de service, pour l'année échue, et ce qui est dû sur l'année courante ;

5°. Les fournitures de subsistances faites au débiteur et à sa famille ; savoir, pendant les six derniers mois, par les marchands en détail, tels que boulangers, bouchers et autres ; et pendant la dernière année, par les maîtres de pension et marchands en gros.

1°. *Les frais de justice.*

Toutes les fois que nous agissons dans l'intérêt d'autrui, nous devons être indemnisé de nos dépenses utiles : c'est fondé sur un principe d'équité qui ne permet pas de s'enrichir aux dépens de personne ; de là le motif du privilége des frais de justice.

On doit regarder comme tels ceux faits dans l'intérêt commun des créanciers et qu'ils auraient été obligés de faire eux-mêmes, soit pour conserver leur gage, soit pour parvenir à la vente, ou à la distribution du prix. Basnage, p. 18, MM. Tarrible, t. 1, p. 175 ; Persil, 2, 52.

Ces auteurs désignent comme frais de justice ceux de scellés, d'inventaire, de saisie, de vente, de liquidation.

On doit ranger dans cette classe :

Les frais faits pour interrompre une prescription qui serait sur le point de s'acquérir contre tous les créanciers, ou pour écarter une demande en revendication du gage commun, formée par un tiers. M. Persil, 1, 52.

Le privilége accordé pour les frais de saisie et de vente du mobilier ne s'étend point aux immeubles. M. Delv. 3, 499.

Il ne s'étend pas non plus au mobilier non-saisi.

On doit décider ainsi à l'égard des frais faits pour parvenir à la vente des immeubles : le privilége n'a lieu que sur leur prix. M. Delv. 3, 499.

Il y a quelquefois des frais extraordinaires dans la vente forcée des immeubles ; ils sont privilégiés sur le prix, lorsqu'il en a été ainsi ordonné par le juge ; art. 715 et 716 du Code de procédure ; s'il y avait des frais de cette espèce dans la vente des meubles, on pourrait aussi se faire autoriser par le juge à les prélever. C'est l'avis de M. Delv. 3 ; 499.

Les frais de scellés et d'inventaire ne priment pas le propriétaire, parce qu'il n'en a pas besoin pour conserver son gage. (Sirey, t. 16, 2, 205; t. 22, 1, 28.

Ceux de distribution ne le priment pas non plus; ils ne sont pas faits dans son intérêt. M. Delv. 3, 500.

Il en est de même pour ceux qui ont lieu pour la distribution du prix d'un objet donné en gage, le gagiste est préféré. Le même auteur.

Les frais de scellés et d'inventaire sont préférés aux créanciers hypothécaires, parce que les scellés conservent les titres (Sirey, 13, 2, 192, M. Delvt. 3, 500).

Les frais faits dans l'intérêt personnel du créancier, par exemple, pour acquérir un titre, ou pour le faire rendre exécutoire, suivent le sort de la créance. M. Delv. 3, 499 : de sorte que si la créance occupe un rang dans les priviléges, ces frais sont payés au même rang et comme accessoirs ; si la dette est hypothécaire, il faut inscrire pour les frais.

2°. *Frais funéraires.*

Les créanciers ont dû compter sur ces frais ; parce que la morale, la décence et l'ordre public les commandent : de là le privilége.

Ils doivent être en rapport avec la naissance, le rang et la fortune du défunt. Liv. 2, tit. 7, loi 12 , § 5, ff. Dès qu'on accorde ce privilége à la décence et à la morale, il faut écarter ce qui aurait été fait par ostentation. C'est le juge qui arbitre la dépense. Pandectes françaises, 15, 97. M. Persil, 1, 54.

Il en serait de même, si la dépense excessive avait été recommandée par le défunt ; elle serait réduite à ce qui serait raisonnable et juste. Domat. liv. 3., t. 1, sect. 5, art 24.

Si le défunt n'avait pas d'héritiers, ou même de parens au lieu de son décès, ne pourrait-on pas s'adresser au juge, pour lui demander l'autorisation de faire inhumer à telle ou telle classe, selon la fortune et le rang connus ? Oui. Argument tiré de ce que disent les auteurs ci-dessus cités.

On comprend dans ces frais, la garde du corps, le cercueil, la tenture, l'ouverture de la fosse et les dépenses de l'église.

La raison de ce privilége s'étend à la famille du débiteur : ainsi, les frais funéraires de la femme et des enfans jouiront de la préférence que ce numéro accorde ; argument tiré de ce que le privilége du n°. 5 comprend la dépense faite par les mêmes personnes. M. Persil, 1, 55, est d'avis contraire.

M. Grenier, t. 2, p. 19, est d'avis que le deuil de la veuve n'entre pas dans les frais ; c'était le sentiment de Basnage, p. 18 ; cependant M. Persil émet l'opinion contraire, en se fondant sur plusieurs autorités qu'il cite, t. 1 p. 55. — l'art. 1481 semble décider en faveur de M. Grenier, et nous pensons que le motif du privilége ne se reproduit pas dans le deuil de la veuve.

Y a-t-il subrogation légale au profit de celui qui paie les frais funéraires ? M. Delv. 3, 501, le pense. M. Persil, t. 1, 56, est d'avis contraire. Nous pensons que la faveur et l'équité doivent faire prévaloir l'opinion de M. Delvincourt, qui est aussi celle de De Renusson, chap. 3, n°. 50.

Nous avons placé, dans nos tableaux, les frais funéraires avant les contributions : nous en avons dit la raison. Nous persistons dans notre opinion ; elle est appuyée de celles de M. Delvincourt, t. 3, 500, et des Pandectes françaises ; M. Persil, 1, 56, est d'un sentiment contraire.

Les enfans doivent ces frais, quoiqu'ils renoncent. V. les Pandectes et Tissandier.

3°. *Les frais quelconques de la dernière maladie concurremment entre ceux à qui ils
sont dus.*

Ce privilége a son principe dans l'humanité :
la loi a voulu donner aux personnes qui en doivent jouir l'espoir d'être payées.

C'est la maladie dont le débiteur est décédé.
S'il eût été malade quelques mois avant sa mort,
et qu'il se fût rétabli, puis qu'il fût mort subite-
ment, il n'y aurait pas de privilége pour les frais
de sa maladie.

Le privilége dont parle ce numéro est dû aux
médecins, chirurgiens, apothicaires, gardes –
malades. Basnage p. 18 ; M. Grenier, 2, 20.

La loi, employant les mots: *frais quelconques,*
autorise à ranger dans cette classe les bouchers,
pour la viande nécessaire au malade ; le marchand
de bois, pour les fournitures dont il avait besoin ;
l'épicier, pour le sucre et la chandelle employés
dans la maladie. V. Pothier, C. d'Orl., t. 20,
§. 9.

Si ces personnes sont, comme on le pense
bien, les fournisseurs ordinaires, ils peuvent présenter deux mémoires, l'un pour la dépense dont

il s'agit dans ce numéro, et l'autre pour celle dont il va être question dans le n°. 5 ci-après : il y aura de l'avantage à faire ces deux mémoires, lorsque les biens ne seront pas suffisans pour payer les priviléges, parce que le premier mémoire sera payé avant les créances du n°. 4 suivant, et parce qu'il ne viendra pas en concurrence avec les créanciers du n°. 5 : nous pensons que M. Persil s'est trompé, en émettant l'opinion contraire.

Si les mémoires sont enflés, ils doivent être réduits par le juge. Domat, liv. 3, tit. 1, sect. 5, part. 24. MM. Persil, 158, et Tissandier 9.

Si la maladie a été chronique, le juge arbitre la dépense. MM. Persil, 1, 57 ; Delv., 3, 501. Si elle ne s'est développée que très-lentement, on doit regarder que le défunt a été plutôt dans un état de mauvaise santé que de maladie, jusqu'à l'époque où le mal est devenu tellement grave que le malade a été obligé de garder le lit ou la chambre, et le point de départ du privilége sera cette époque. Pandectes, sur l'art. M. Persil est aussi de cet avis.

La subrogation légale a lieu dans ce cas comme pour les frais funéraires, la même raison de faveur existe. M. Delv. 3, 501 ; de Renusson, ch. 3, n°. 59.

L'existence du débiteur se lie avec celle de sa femme et de ses enfans ; ce que l'humanité lui accorde , elle doit aussi l'accorder à sa famille , il y a même raison : c'est dans l'esprit de la loi. Il faut donc décider que les frais de la dernière maladie ou de la femme , ou d'un des enfans du débiteur , jouissent du privilége que nous examinons. M. Tiss. p. 8. — Argument tiré du n°. 5 , ci-après. Pandectes françaises, sur l'art.

On doit former la demande des frais de dernière maladie dans le temps réglé au titre de la prescription.

N°. 4. Les salaires des gens de service , pour l'année échue , et ce qui est dû sur l'année courante.

Les gens de service sont ceux qui reçoivent des gages et demeurent dans la maison du maître. On range dans cette classe les commis d'un marchand , mais non les commis voyageurs , parce qu'ils sont des mandataires. Persil, 1 , 61.

Les gens de journée ne sont point dans cette classe et n'ont point de privilége. Arrêt du parlement de Paris, du 19 décembre 1781 ; MM. Delvincourt, 3 , p. 501 ; Persil, 1 , 59 ; Gren. 2 , 20.

Cependant s'ils ont fait une récolte, ils ont un privilége sur cet objet. M. Grenier 2, 20 ; selon M. Delv. ils en ont un même sur la chose à laquelle ils ont été employés, t. 3, 5o1 : nous ne partageons point son opinion ; elle nous paraît repoussée par le n°. 3 de l'art. 2102, à moins qu'ils n'aient aux mains cette chose. V. nos tableaux.

La Cour de Paris a décidé, le 28 août 1816, que la loi du 26 pluviôse an 2, qui accordait un privilége aux ouvriers des entrepreneurs de travaux publics, sur le prix des adjudications, subsistait encore ; V. M. Persil, 1, 60.

Si les gens de service avaient fait des avances pour alimens, ils jouiraient du privilége qu'accorde le n°. 5, ci-après. MM. Persil, 1, 61; Delv. 3, 5o1; Pandectes françaises, sur l'art.

Les gens de service sont crus sur leur affirmation, après le décès de leur maître, pour l'année échue qu'ils réclament. Le cas du décès fait exception à l'art. 1781. Tiss., 10.

N°. 5. *Les fournitures de subsistances faites au débiteur et à sa famille ; savoir : pendant les six derniers mois, par les marchands en détail, tels que boulangers, bouchers et autres ; et pendant la dernière année, par les maîtres de pension et marchands en gros.*

Que doit-on entendre par marchands en détail et marchands en gros.

Les premiers sont ceux qui ont boutique ouverte, étalage, enseigne et qui vendent habituellement par petites portions ; nous disons habituellement, parcequ'ils peuvent vendre quelquefois des} objets entiers ; mais comme ce n'est que par occasion, ils ne cessent pas pour cela d'être marchands en détail. V. l'article 4 de l'édit de 1701 : ils n'ont en conséquence que six mois pour réclamer.

Les marchands en gros sont ceux qui font leur commerce en magasin, qui vendent leurs marchandises par balles, caisses ou pièces entières, et qui n'ont ni boutique ouverte ni étalage. Même édit.

Les fournitures faites par des particuliers non-marchands ne jouissent d'aucun privilége ; s'il en était autrement, la fraude et la connivence réclameraient souvent la faveur de la loi. C'est l'avis des Pandectes françaises et de M. Persil, 1 , 61 ; M. Tissandier a émis l'opinion contraire :

nous pensons qu'il s'est trompé : d'ailleurs l'art. parle des marchands ; ce qui ne permet pas d'é-endre ce privilége aux particuliers.

Les fournitures faites par les marchands, au fils qui n'a pas de fortune personnelle, d'établissement particulier et qui demeure chez son père, où il est nourri, jouissent du privilége de cet article. M. Persil, 1, 62.

Les aubergistes, traiteurs et hôteliers sont compris dans cet article. M. Grenier, 2, 21.

Le privilége que nous examinons n'est accordé qu'aux maîtres de pension : de là nous devons conclure que les maîtres et instituteurs des sciences et arts n'en jouissent pas pour leurs leçons. M. Persil, 1, 63.

La pension des enfans jouit du privilége.

Si les mémoires des marchands sont excessifs, ils doivent être réduits à ce qui est raisonnablement nécessaire à la subsistance du débiteur et de sa famille, pendant les espaces de temps indiqués. M. Tarrible, 1, 179. Si le consommateur est un aubergiste, le juge arbitre la dépense que lui et sa famille ont pu faire, parce que le privilége ne peut porter sur ce qui a été fourni pour alimenter son auberge. Arrêt de Rouen : Sirey, 19, 2, 270.

Des priviléges sur certains meubles.

2102.

Les créances privilégiées sur certains meubles sont :

1°. Les loyers et fermages des immeubles, sur les fruits de la récolte de l'année, et sur le prix de tout ce qui garnit la maison louée ou la ferme, et de tout ce qui sert à l'exploitation de la ferme ; savoir, pour tout ce qui est échu, et pour tout ce qui est à échoir, si les baux sont authentiques, ou si, étant sous signature privée, ils ont une date certaine ; et, dans ces deux cas, les autres créanciers ont le droit de relouer la maison ou la ferme pour le restant du bail, et de faire leur profit des baux ou fermages, à la charge toutefois de payer au propriétaire tout ce qui lui serait encore dû ;

Et, à défaut de baux authentiques, ou lorsque, étant sous signature privée, ils n'ont pas une date certaine, pour une année à partir de l'expiration de l'année courante ;

Le même privilége a lieu pour les réparations locatives, et pour tout ce qui concerne l'exécution du bail ;

Néanmoins les sommes dues pour les semences ou pour les frais de la récolte de l'année, sont payées sur le prix de la récolte, et celles dues pour ustensiles, sur le prix de ces ustensiles, par préférence au propriétaire, dans l'un et l'autre cas;

Le propriétaire peut saisir les meubles qui garnissent sa maison ou sa ferme, lorsqu'ils ont été déplacés sans son consentement, et il conserve sur eux son privilége, pourvu qu'il ait fait la revendication ; savoir, lorsqu'il s'agit du mobilier qui garnissait une ferme, dans le délai de quarante jours ; et dans celui de quinzaine, s'il s'agit des meubles garnissant une maison ;

2°. La créance, sur le gage dont le créancier est saisi ;

3°. Les frais faits pour la conservation de la chose ;

4°. Le prix d'effets mobiliers non-payés, s'ils sont encore en la possession du débiteur, soit qu'il ait acheté à terme ou sans terme ;

Si la vente a été faite sans terme, le vendeur peut même revendiquer ces effets, tant qu'ils sont en la possession de l'acheteur, et en empêcher la revente, pourvu que la revendication soit faite dans la huitaine de la livraison, et que les effets se trouvent dans le même état dans lequel cette livraison a été faite ;

Le privilége du vendeur ne s'exerce toutefois qu'après celui du propriétaire de la maison ou de la ferme, à moins qu'il ne soit prouvé que le propriétaire avait connaissance que les meubles et autres objets garnissant sa maison ou sa ferme n'apartenaient pas au locataire ;

Il n'est rien innové aux lois et usages du commerce sur la revendication ;

5°. Les fournitures d'un aubergiste, sur les effets du voyageur qui ont été transportés dans son auberge ;

6°. Les frais de voiture et les dépenses accessoires, sur la chose voiturée ;

7°. Les créances résultant d'abus et prévarication commis par les fonctionnaires publics dans l'exercice de leurs fonctions, sur les fonds de leur cautionnement, et sur les intérêts qui en peuvent être dus.

1°. *Les loyers et fermages des immeubles, sur les fruits, etc.*

On a considéré avec raison que les baux de fonds de terre se réduisent en une vente de fruits : de même que le vendeur non payé jouit d'un privilége sur la chose qu'il a vendue, de même le propriétaire doit en avoir un sur les fruits de son fonds. C'est le premier motif de la préférence qui lui est accordée. Une deuxième raison de cette préférence se puise dans l'intérêt de l'agriculture, qui demande une grande confiance dans le propriétaire à l'égard du cultivateur, pour faciliter les baux.

La location des maisons intéresse le commerce, et par conséquent la société ; il a donc été nécessaire de lui donner aussi une garantie, pour rassurer le propriétaire.

De là le privilége de cet article.

Tant que les créanciers du fermier ou locataire ne le font pas vendre dans ses meubles, les droits du propriétaire sont ceux d'un gagiste. Art. 819 du Code de procédure. Dans ce cas, le présent article n'a point d'application. M. Tarr. 1, 189; Persil 1 . 78, et Gren. 2, 30. Comme il n'est pas en possession du gage , la loi lui accorde un droit de revendication. C'est ce que l'on va voir.

Sur les fruits de la récolte de l'année.

Le législateur n'a parlé que de cette récolte, parce qu'il a présumé que les précédentes seraient vendues; mais si elles ne l'étaient pas, elles seraient soumises au privilége. MM. Delv. 3, 5o1 ; Gren. 2,3o; Persil 1,74. Si les récoltes, de quelqu'années qu'elles soient , étaient vendues, sans être livrées, lors même qu'il apparaîtrait , par un acte authentique, de la vente et du paiement , elles seraient soumises aux droits du propriétaire. Argument de ce que disent ces auteurs. Art. 2279. M. Persil, 1 , 72 , est positivement de cet avis.

Si la grange du fermier n'était point sur la ferme , le propriétaire ne perdrait point son droit: seulement les loyers de la grange seraient payés avant lui. Basn. 18; Delv. 3 , 5o2; Grenier 2, 33.

Si le fermier avait deux granges appartenant à deux propriétaires, on accorde à chacun selon son droit. Basnage p. 18; Étienne 241, et les auteurs ci-dessus cités. V. la distinction que fait M. Persil, 1 , 74.

Le propriétaire ne peut faire saisir les fruits et

récoltes, que dans les six semaines de leur maturité. Art. 626 du Code de procédure ; MM. Tarr. 1 , 187 ; Gren. 2 , 3o.

Le privilége du propriétaire ne peut être exercé par celui qui a cessé de l'être, bien qu'il s'agisse de droits à lui acquis pendant que la propriété était sur sa tête. Sirey 20 , 2 , 105.

Il peut faire saisir les fruits et récoltes des sous-locataires , mais seulement jusqu'à concurrence du prix du sous-bail. On ne peut lui opposer des paiemens faits par anticipation, à moins qu'il n'aient été faits conformément à l'usage des lieux, ou en vertu d'une stipulation suffisamm ent attestée par le bail. Motif de la loi, tome 6 , p. 139. M. Malleville, sur l'art. 1753 : voir cet art. 1753, et l'art. 820 du Code de procédure. Sirey 1814 , 2, 96. M. Delv. 3 , 5o5.

Le propriétaire a un privilége sur les fruits civils provenant de la sous-location : ainsi il sera préféré aux créanciers du locataire principal sur le prix du sous-bail . Pandectes. T. 15. p. 117; M. Persil , 1 , 72.

Le sous-locataire qui prétendrait être logé gratuitement, et qui le justifierait même par un acte authentique, n'en devrait pas moins un loyer au respect du propriétaire ; en ce cas, le juge arbi-

trerait ce loyer. Poth. Louage 13o. MM. Grenier
2, 32; Persil 1, 75.

Le fermier ou locataire principal jouit du même
privilége que le propriétaire au respect des sous-
fermiers ou sous-locataires. La raison est la même.
Poth. 129, 13o. MM. Delv. 3, 5o4; Persil 1, 75.

*Sur le prix de tout ce qui garnit la maison
louée ou la ferme, et de tout ce qui sert à
l'exploitation de la ferme.*

La vaisselle d'argent, les marchandises garnissent
la maison. Poth. louage, nos. 248, 249.

L'argent et les obligations ne garnissent point :
dès-lors pas de privilége sur ces objets. Poth.
nos. 25o, 251. MM. Persil 1, 7o; Grenier 2,
24, 25. Il en est de même des pierreries et des
bijoux. Delv. 3, 5o2. Instruction sur les conventions, p. 2oo.

Les effets dont le fermier ou locataire n'est en
possession que momentanément ne sont pas
soumis au privilége du propriétaire, s'il n'avait pas
dû compter dessus. Ex : un fermier, dans la vue
de faire des engrais, aurait l'habitude d'hiverner
un troupeau qui ne lui appartiendrait pas, et le
propriétaire en aurait connaissance ; un aubergiste

reçoit les malles d'un voyageur. Pandectes 15, 122. MM. Malleville sur l'art., et Persil 1, 68; mais si un fermier mettait à pâturer sur sa ferme des bestiaux appartenant à des étrangers, le propriétaire pourrait exercer ses droits dessus, s'il ignorait l'origine de ces bestiaux. Basn. 15. **La** marchandise donnée au tailleur, et les montres remises à l'horloger pour les réparer, ainsi que tous dépôts faits au même titre, ne garnissent pas. Poth., nos. 245, 246. MM. Delv. 3, 501, et Persil 1, 69.

Poth, louage, nº. 246, est d'avis que les effets donnés au locataire à titre de dépôt, ou de nantissement, ne garnissent pas, s'il les a enfermés de manière à n'être pas en évidence. La loi ne fait pas de distinction, et nous pensons qu'ils garniraient. M. Persil 1, 69, est de cet avis. M. Delv. 3, 503, est de l'avis de Poth. Nous excepterons le dépôt nécessaire dans le cas d'incendie ou de tout autre événement. Poth. nº. 200. Les choses volées ne sont pas non plus soumises au privilége du propriétaire. M. Persil 1, 69; Pandectes, 15, 120.

Le propriétaire ne peut exiger du saisissant qu'il garantisse l'exécution du bail, ni s'opposer, à raison de ce, à la vente des meubles. Arrêt de cassation; Sirey; 15, 1,93.

Le créancier de rente foncière a-t-il, sur le fonds débiteur, le même privilége que le locateur ? Les Pandectes pensent l'affirmative; mais M. Hutteau, sur Poth, dans le contrat de bail à rente, à la note sur le n°. 64, a émis l'opinion contraire. Nous sommes de l'avis des Pandectes : le bailleur à rente foncière a vendu les fruits de son fonds ; il doit avoir un privilége sur ces fruits. La circonstance que la rente est racquittable ne change pas ce droit.

Pour tout ce qui est échu, et pour tout ce qui est à échoir, si les baux sont authentiques, ou si étant sous signature privée, il ont une date certaine.

Si le bail a une date certaine, le droit du propriétaire s'étend à tout ce qui est échu et à tout ce qui est à échoir. Ex : au moment de la vente des meubles de mon fermier, il a joui trois ans sans me payer, et a encore trois ans à jouir. Je recevrai sur le prix six années.

Si le bail est sous signature privée, et qu'il n'ait acquis une date certaine, soit par enregistrement, soit par décès, qu'après son exécution, le privilége du propriétaire partira de l'époque de la date certaine : Ex : j'ai loué ma maison pour neuf ans ;

l'entrée en jouissance a eu lieu à Noël 1812, à la St.-Jean 1814 : le bail a acquis date certaine. En mars 1817, on fait vendre les meubles de mon locataire : je pourrai réclamer un privilége pour les deux années et demie écoulées depuis l'enregistrement du bail et pour les cinq années à courir. MM. Tarr. 1, 193 ; Gren. 2, 29.

Si le bail est verbal, ou sous signatures privées, sans date certaine ; qu'il ait commencé au 1er. avril, et que la vente ait lieu en juillet, le propriétaire aura un privilége pour 21 mois. M. Delv. 3, 503 ; Pandectes. T. 15, 129 ; M. Tarr. 1, 193, a émis l'opinion que le propriétaire n'a pas de privilége pour l'année courante. M. Persil 1, 83, l'a combattu victorieusement.

Si dans les divers cas dont nous venons de parler, le locataire est un mari, ou un usufruitier, il ne pourra recevoir les loyers ou fermages d'avance, qu'en donnant aux créanciers bonne et valable caution, parce que la qualité de ce locateur ne lui permet pas de recevoir les revenus par anticipation ; s'il refuse, ou s'il ne peut fournir caution, les créanciers se feront autoriser à placer la somme qu'il aurait à toucher, pour qu'il reçoive tous les ans les loyers et de plus l'intérêt, parce qu'il doit en profiter.

Le propriétaire qui aurait des hypothèques serait dans le même cas. Argument tiré de l'art. 689 du Code de procédure et de ce que dit M. Tarrible.

Les autres créanciers ont le droit de relouer.

Ce droit existe lors-même qu'il y a prohibition dans le bail : c'est un cas d'exception à l'art. 1717. Dès qu'on accorde au propriétaire un privilége pour les loyers à échoir, il est équitable d'accorder aux créanciers les loyers ou fermages pour le tems à courir. M. Delv. 3 , 503 ; Persil 1 , 80.

Mais s'ils profitent de la disposition de la loi, ils contractent l'obligation personnelle de payer les loyers qui resteraient dus sur les années à échoir. MM. Delv. 3, 503 ; Persil 1 , 80. Ce dernier est même d'avis que l'obligation est solidaire. Nous ne partageons point son opinion ; il nous semble qu'elle est contraire à l'art. 1202.

Comme nous l'avons déjà dit, le propriétaire ne peut exiger que le saisissant lui garantisse l'exécution du bail.

Si le bail est verbal , ou sans date certaine, les créanciers pourront donner congé , en observant l'usage des lieux , pour éviter, par ce moyen , le paiement de loyers ou fermages au – delà du temps du congé. Pandectes 15, 129, 130. M. Delv. 3, 503.

Les créanciers peuvent ne pas user du droit de relouer, parce que c'est une faculté que la loi leur accorde.

Le même privilége a lieu pour les réparations locatives, et pour tout ce qui concerne l'exécution du bail;

Par conséquent, pour les dégradations et détériorations commises. Basnage 15. MM. Grenier 2, 28; Delv. 3, 503; Persil 1, 86.

Il a aussi lieu pour les avances faites par le propriétaire, pourvu qu'elles soient constatées par le bail. Poth.; MM. Grenier 2, 28; Persil 1, 86. Si elles ont eu lieu postérieurement, il n'y a pas de privilége. Poth. ; M. Persil, au lieu cité : à moins qu'il ne soit constaté, par acte authentique, qu'elles ont été faites pour les semences. Voir le § ci-après.

Il ne faut pas que les avances soient hors la proportion du bail. M. Delv. 3, 503.

*Sommes dues pour les semences, pour les frais
de la récolte de l'année et pour les ustensiles.*

L'intérêt de l'agriculture motive ce privilége.
Ainsi, ceux qui ont prêté de l'argent pour acheter
les semences ont une garantie sur la récolte ; ceux
qui ont prêté les semences jouissent de la même
préférence. Tissandier, p. 18. Il en serait de même
à l'égard des personnes qui les auraient vendues
à crédit ; mais tout cela doit être prouvé par les
voies ordinaires.

Les ouvriers et gens de travail qui ont cultivé
et fait la récolte ont un privilége sur cette récolte.
Arrêt de cassation du 24 juin 1807 (Sirey 7,
1, 289).

Autrefois on accordait le même privilége aux
valets de labour. La loi actuelle les place dans
les priviléges généraux : ainsi ils sont préférés aux
ouvriers et gens de travail qui ont donné des soins
à la récolte.

Ce privilége ne s'exerce que sur le prix de la
récolte de l'année. Si elle était vendue et livrée, il
ne pourrait avoir lieu sur les récoltes antérieures
ou postérieures. M. Persil, 1, 93.

Celui qui a vendu des ustensiles aratoires est préféré sur le prix de ces ustensiles; il aurait même le droit de revendication, si la vente avait été faite sans terme, ainsi qu'on va le voir par la suite.

Le même privilége s'étend au réparateur des ustensiles.

Ces divers priviléges marchent avant celui du propriétaire, parce qu'il n'y a de récolte que déduction faite des impenses. Loi 45, au ff. *de usur. et fruct.*

Si le propriétaire de la récolte demeure dans un canton éloigné, les ouvriers et gens de service qui ont un privilége sur cette récolte peuvent intenter leur action devant le juge de paix du lieu de cette récolte, parce que le privilége donne un droit réel. Ferrière, sur l'art. 175 de la coutume de Paris ; Bergier, sur la justice de paix.

Droit de revendication accordé au propriétaire.

C'est une exception à la règle que les meubles n'ont pas de suite par hypothèque. Art. 2119.

Ce droit n'a pour objet que le mobilier et non les fruits, parce qu'ils sont destinés à être vendus: cela sort des termes de la loi. MM. Delv. 3, 504;

Tar, 1 , 195. Les marchandises d'un commerçant ne peuvent non-plus être revendiquées ; le mouvement du commerce s'y oppose. M. Delv. 3, 504 : à moins qu'elles n'eussent été déplacées , ou vendues frauduleusement. M. Persil , 1, 98.

La revendication a lieu contre tout détenteur des effets soustraits au gage du propriétaire , à quelque titre que ce soit, lucratif ou onéreux, fût-il de bonne foi, fût-ce même un nouveau locateur. Poth. n°. 262. MM. Delv. 3, 504. Persil, 1 , 99.

Si après la revendication sur le nouveau locateur, les effets sont vendus, ce nouveau locateur , après le paiement du premier propriétaire , sera préféré aux créanciers du locataire qui , par le déplacement, auront perdu tout droit sur ces effets. M. Persil , 1 , 101.

Quoique le Code ne parle pas de la vente des meubles en foire ou marché, nous pensons néanmoins qu'une pareille vente purge le droit du propriétaire : la faveur du commerce et le bien public avaient établi cette règle avant le Code. Cette raison subsiste toujours. Poth. n°. 265; Commaille, p. 213. Argument tiré de l'art. 1280. La vente à l'encan mettrait l'acheteur également à couvert. Les mêmes auteurs.

Le but de la loi étant de donner une garantie au propriétaire, dès que ce but est rempli, il ne peut se plaindre : en conséquence le locataire ou fermier qui a beaucoup plus de meubles qu'il n'en faut pour acquitter plusieurs années, peut en vendre quelques uns. Pothier, n°. 268. MM. Grenier, 2, 31, 33; Persil, 1, 97; Arrêt de cassation, journal du palais, 1806, 439.

Il fallait donner un terme à l'exercice du droit de revendication accordé au propriétaire. La loi l'a fixé sur le plus ou le moins de facilité qu'il peut avoir pour s'instruire des soustractions. Le délai part du jour de l'enlèvement.

Si le propriétaire avait connaissance du déplacement des effets, ou de la vente, et qu'il gardât le silence, il perdrait tout recours. Pandectes, 15, 137. M. Delv., 5, 504.

C'est au défendeur à prouver que le délai est expiré, où que le propriétaire a eu connaissance du déplacement. Poth. n°. 267.

Il est un cas où le propriétaire peut exercer son droit, même après les délais prescrits : c'est lorsque les effets de son locataire, par suite de saisie, faite à la requête d'un créancier, ont été enlevés, mais non-vendus, ce créancier ayant été désintéressé. La raison est que la saisie conserve

son droit. Poth. n°. 259. Il pourrait encore revendiquer après les délais, s'il y avait fraude con-
certée avec l'acheteur. Persil, 1 , 95.

Lorsque le détenteur des effets déplacés a ignoré
qu'ils garnissaient une maison ou une ferme , c'est
au propriétaire à les faire reconnaître à ses frais ,
qu'il peut répéter sur le locataire. Poth. n°. 264.
Pandectes, 15 , 136.

La loi ne parle que de la voie de saisie; cependant il peut agir par action, pour faire rétablir
les effets. Pandectes, 15 , 135.

N°. 2. *La créance sur le gage dont le créan-cier est saisi.*

L'objet du gage est d'assurer le paiement de la
somme due au créancier; il est donc juste que
ce créancier ait une préférence sur le prix.

Mais pour que ce privilége ait lieu , il faut que
le créancier soit en possession effective du gage ,
soit par lui-même , soit par le ministère d'un tiers
à qui il a été remis de son consentement.

Si le créancier s'était emparé d'une chose par
ruse ou par violence , ou qu'il la possédât à titre
de prêt ou de dépôt, le contrat de gage ne se serait
pas formé , parce qu'il n'y aurait pas de consen-

tement. S'il avait perdu la possession du gage par les deux premières voies , il aurait le droit de le revendiquer. MM. Tissandier, 19; Persil , 1, 102. Ce droit ne se prescrirait vis-à-vis du débiteur que par 30 ans, et vis-à-vis d'un autre par trois ans. V. M. Persil.

Le gage doit être constaté , au respect des créanciers , de la manière prescrite par l'article 2074; à l'égard du débiteur, il suffit que le contrat de gage soit prouvé, n'importe de quelle manière. MM. Tarrible sur l'art. ; Delv., 3, 210. La possession pourrait même suffire , parce que le créancier aurait en sa faveur la maxime : *melior est conditio possidentis*. Commaille, 2:8; Tissandier, 20. Ce dernier auteur a émis l'opinion que si la dette était constatée par écrit, le créancier devrait aussi prouver par écrit le gage. C'est une erreur qui a été démontrée par les Pandectes, 15, 141.

Si le créancier gagiste devenait créancier de nouvelles sommes, pourrait-il réclamer, au respect des tiers, une préférence sur le prix des objets donnés en gage, pour raison de ces nouvelles sommes ? Non. Les formalités à leur égard devraient être observées comme pour la première dette; *s'il était désintéressé* de la créance qui a donné lieu au contrat , il ne pourrait même retenir le gage à leur préjudice : l'art 2082 ne contrarie pas cette opinion , parce qu'il ne s'occupe que du créancier et du débiteur. V. M. Persil, 1 , 102.

Ainsi que nous l'avons dit dans nos tableaux, le gagiste n'est primé que par les frais de justice. M. Grenier, 2 , 10. Un auteur, M. Persil, 1 ; 105, place la contribution mobilière avant le gagiste : nous pensons que c'est une erreur, parce que le gage n'est plus en la possession du débiteur.

N°. 3. *Les frais faits pour la conservation de la chose.*

Sans ces frais, la chose n'aurait peut-être aucune valeur; l'équité parle , dans ce cas , en faveur de celui qui a conservé cette chose, et lui donne une préférence.

La loi , par ces expressions générales donne une grande latitude à ce privilége : Ainsi celui qui aura administré des remèdes, ou des pansemens à un animal, celui qui aura réparé une chose inanimée, et tous ceux qui auront fait pour un meuble quelque ouvrage ou dépense qui ait pour but sa conservation, jouiront d'un privilége sur l'objet conservé. M. Tarrible, 1, 197.

La préférence du conservateur de la chose n'a lieu que sur le prix de cette chose, saisie aux mains du débiteur ; car s'il l'a vendue avant la saisie, il n'y a pas de privilége sur le prix qui en est dû. Arrêt de la Cour royale de Bruxelles, du 17 juin 1809 ; M. Persil, 1, 109.

Le prêteur de la somme employée aux dépenses faites pour la conservation d'un objet, jouit du même privilége ; mais il doit faire constater le prêt et la destination. M. Persil, 1, 109 ; M. Grenier, 2, 28. Il faut aussi que l'objet n'ait pas changé de nature. M. Persil, au lieu cité.

Si la chose n'avait été qu'améliorée, il n'y aurait pas de privilége, à moins qu'elle ne fût restée dans la main du créancier ; alors il aurait un droit de rétention, qui est semblable au droit de gage. MM. Delv., 5, 505 ; Persil, 1, 109. La préférence serait bornée à la plus value. Les mêmes auteurs.

Selon M. Tarrible, la préférence du conservateur de la chose marche avant tout, excepté les frais de justice. T. 1, 145. M. Grenier, 2, 38, est d'avis contraire ; il pense qu'il ne vient qu'après les priviléges de l'art. 2101. M. Persil,

1, 110, va plus loin : il place avant, le locateur, l'aubergiste, le voiturier. Nous partageons
l'opinion de M. Persil : si l'on plaçait le conservateur de la chose avant le locateur, cela pourrait donner lieu à des fraudes, et comme le but
de la loi est de les éviter, on peut regarder qu'il
n'est pas dans son esprit d'accorder cette préférence : d'ailleurs on vient de voir que le proprié-
n'est primé que par les sommes dues pour ustensiles aratoires.

Si le créancier a retenu la chose, on ne peut la
faire sortir de ses mains, qu'il ne soit payé, à
moins qu'on ne lui donne caution de la faire
monter au prix convenable pour qu'il soit indemnisé. Pandectes, 15, 145; Commaille, 221.

De même que le gagiste, il pourrait faire
vendre la chose. Dans ce cas il ne serait primé
que par les frais de justice.

N°. 4. Le prix d'effets mobiliers non payés.

Cette disposition donne deux droits au vendeur
d'effets mobiliers : l'un accorde une préférence,
l'autre autorise la revendication.

Du droit de préférence.

Pour l'exercer, il faut que les effets vendus soient encore en la possession de l'acheteur au moment de la saisie. S'ils avaient été vendus auparavant, il n'y aurait pas de privilége sur le prix. MM. Persil, 1, 111 ; Tissandier, 25. L'ancien droit était contraire.

Les termes employés dans la loi comprennent les créances : ainsi le droit de revendication, ou de privilége sur le prix, a lieu dans le cas de transport de rentes ou de sommes. M. Delv. , 3, 505. M. Persil, 1, 113, n'accorde pas de privilége sur le prix, mais il est d'avis de la revendication.

Si le débiteur avait vendu les effets, mais sans les livrer, ils seraient toujours soumis au privilége, ou à la revendication. Argument tiré de l'art. 2279.

Que la vente ait été faite à terme, ou sans terme, le privilége a lieu. Ce sont les expressions de la loi ; elle ne fixe pas de délai pour exercer ce privilége ; on doit en conclure qu'on peut le faire valoir tant que les effets sont dans la main du débiteur. M. Delv., 3, 506.

Encore que le créancier ait reçu des billets pour le prix de ses effets, il peut réclamer le privilége, si ces billets constatent la vente, désignent les objets, et ne font point novation ; mais s'ils sont simples, il font perdre tout droit de préférence. MM. Grenier, 2, 42 ; Persil, 1, 121.

Si l'acheteur a disposé d'une partie des effets vendus, le privilége a lieu sur le restant, que ces effets soient fongibles ou non. MM. Tarr., 1, 197 ; Grenier, 2, 41. Ce dernier pense que si les effets ont changé de forme, le vendeur n'a aucun droit, 2, 40.

Que le privilége s'exerce sur le tout, ou sur une partie, il faut que le vendeur fasse reconnaître les effets qu'il a vendus. MM. Tarrible, 1, 197 ; Commaille, 223. Ce dernier conseille de faire opposition à la vente, pour faire ordonner, après que l'identité des meubles vendus sera constatée, qu'il en sera fait distinction. Les Pandectes, 15, 150, sont du même avis.

Le privilége du vendeur s'exerce-t-il pour les dommages-intérêts résultant de l'inexécution du contrat ? Non, il est attaché à la créance seulement ; cependant nous pensons que les dépens faits par le créancier, pour parvenir à se faire payer, suivent le sort de la créance. M. Delv., 3, 499.—M. Persil, 1, 113, est d'avis contraire.

Celui qui prête de l'argent, pour acheter des meubles, a le même privilége que le vendeur, pourvu qu'il ait observé les formalités prescrites par l'article 1250. M. Persil, 1, 115.

Le commerçant peut-il réclamer un privilége sur le prix de ses marchandises dont l'identité serait reconnue ? Non, il n'a que la voie de la revendication. Voir les motifs du Code de commerce, sur l'art. 553. Cette question y est traitée ; M. Tarrible, rapporteur de la loi, a persisté dans son opinion. V. son commentaire sur les hypothèques, t. 1, p. 200. M. Buttur est de son avis, 1, 36. Leur opinion est contredite par MM. Persil, 1, 122, et Pardessus, 579.

Quoiqu'on ait succombé dans une demande en revendication, on peut néanmoins réclamer le privilége, à moins que la revendication n'ait été rejetée par défaut d'identité des effets. C'est l'avis de M. Delv., 3, 506.

Quant au rang qu'occupe ce privilége, nous l'avons indiqué dans nos tableaux. Si l'on veut conserver la préférence sur le propriétaire, il faut lui donner connaissance, par une notification,

de la vente que l'on fait à son fermier. M. Tarr.,
1, 194.

Droit de revendication.

Il est fondé sur le droit de propriété. La chose vendue, quoique livrée, n'est acquise à l'acheteur que quand il en a payé le prix. Le vendeur n'en perd la propriété que par son consentement, et jusqu'au paiement il n'est pas censé l'avoir donné. Puffendorff, liv. 4, ch. 4, § 4.

Si la vente a été faite à terme, le vendeur a suivi la foi de l'acheteur : dans ce cas point de revendication ; mais si elle a été faite sans terme, la loi lui permet de réclamer sa chose : elle soumet ce droit seulement à deux conditions.

1°. Que la revendication soit faite dans la huitaine de la livraison.

2°. Que les effets se trouvent dans le *même état* en la possession de l'acheteur.

Si la livraison a eu lieu le 1er. avril, la revendication devra être faite le 8 au plus tard. Si la fourniture a été faite en plusieurs fois, la huitaine ne courra que du jour de la dernière livraison ; car ce n'est qu'alors que le mémoire a pu être donné, ou qu'on a demandé le paiement. Pandectes, 15, 148.

Il faut que les effets se trouvent dans le même état. Comment doit-on entendre ces termes ? MM. Delv., 3 , 5o5 ; et Persil, 1 , 116 , sont d'avis que l'art. 58o du Code de commerce reçoit ici son application : en effet , cet art. trace les signes de reconnaissance, et ces signes doivent servir au civil comme au commerce.

Un arrêt de la Cour de cassation , voir Sirey, 13, 1 , 52 , a décidé que des marchandises ne cessent pas d'être identiquement les mêmes , par cela seul qu'elles ont été mêlées fortuitement avec les autres marchandises d'un autre propriétaire. Cet arrêt semble violer les règles ordinaires qui servent à reconnaître l'identité. C'est un arrêt sur lequel il ne faut pas compter.

M. Tarrible donne pour exemple de changement d'état : 1°. une pièce de vin coulée en bouteilles ; 2°. un lit tendu ; 3°. des comestibles entammées. T. 1 , 198.

Les Pandectes françaises , t. 15 , p. 149, et M. Persil , t. 1 , p. 116 , pensent que les termes du Code ne doivent pas être pris à la rigueur, et qu'encore que les balles fussent ouvertes et les draps tirés de leurs enveloppes , la revendication pourrait avoir lieu. Nous pensons que l'esprit de la loi ne comporte pas cette modification : en effet, on doit croire que les termes ont été employés avec soin, pour manifester la volonté du législateur, et dès que l'on trouve ces mots : *dans le même état dans lequel cette livraison a été faite*, il n'est pas permis de chercher un autre sens que celui qu'ils expriment : or, les balles étant fermées, et les draps dans leurs enveloppes au moment de la livraison, il faut nécessairement dire que cet état a changé dans l'hypothèse de ces auteurs. La loi, dit-on, est rigoureuse : oui, elle l'est, mais c'est dans la vue d'éviter toute difficulté, toute contestation sur l'identité ; elle a voulu, en un mot, que cette identité fût facilement reconnue, et que l'acheteur n'eût fait aucun acte de propriété sur la chose.

Les créanciers pourraient s'opposer à la revendication, en offrant de désintéresser le vendeur, l'art. 1166 leur donne ce droit. Dans les matières de commerce, on trouve une disposition, dans l'art. 582 du Code, spécial à ces matières, qui le décide ainsi.

La revendication étant fondée sur le droit de propriété, que conserve toujours celui qui a vendu sans terme, et qui n'a pas reçu le prix de sa chose, fait rentrer cette chose dans sa main, libre de tout privilége ; cependant si le vendeur avait laissé ignorer au propriétaire la vente à crédit des effets, il aurait un privilége sur ces effets, ce qui empêcherait la revendication. MM. Tiss., 26, et Delv., 5, 506.

Comme nous l'avons déjà dit, les frais de la reconnaissance des objets sont au compte du revendicant, sauf son recours sur le débiteur.

Nous ne parlons pas de la revendication en matière de commerce, elle est étrangère au Code civil.

N°. 5. *Les fournitures d'un aubergiste, sur les effets du voyageur qui ont été transportés dans son auberge.*

La confiance de l'aubergiste se mesure sur la solvabilité apparente de ceux qu'il reçoit ; il est juste de lui accorder ce qui a été l'objet de son espérance : d'ailleurs le bien public y est intéressé.

Sous le mot d'aubergiste on comprend les hôteliers.

Les effets d'un voyageur peuvent consister en argent, linges, vêtemens, chevaux, équipages, marchandises : tous ces effets sont le gage de l'aubergiste, encore qu'une partie, ou la totalité n'appartienne pas aux voyageur, parce qu'il a compté dessus. Voir le journal du palais, t. 17; p. 43; Pandectes, 13, 152.

Un cabaretier qui ne logerait pas, et chez lequel un domicilié aurait fait une dépense, ne pourrait retenir les effets de ce domicilié. Commaille, 228. Il en serait de même d'un cafetier.

Le privilége de l'aubergiste n'a lieu qu'autant qu'il reste saisi des effets; car s'il les remet, il renonce au privilége; on présume même qu'il a été payé. MM. Grenier, 21, 43; Delv. 3, 507.

La loi dit : *les effets transportés*. Par là elle exclut les hardes dont le voyageur est vêtu. Ferrière sur la coutume de Paris, art. 175. M. Grenier, 2, 43.

Le privilége n'a lieu que pour la dépense faite dans le voyage actuel, et non pour celle d'un précédent voyage. MM. Delv., 3, 507; Persil, 1, 527. Arrêt de Rouen, dans Sirey, 7, 2, 1135.

Les aubergistes sont crus à leur serment pour la dépense des voyageurs, sauf réduction par le juge, si cette dépense paraît excessive. Les parties pourraient faire entendre des témoins sur les art^{es}. du mémoire : le juge du domicile de l'aubergiste est compétent, parce qu'il s'agit d'un privilége. Ferrière, sur l'art. 175 de la coutume de Paris. V. p. 38 de ce traité.

Si le voyageur, en laissant ses effets pour gage, a donné son adresse , l'aubergiste doit, pour faire ordonner la vente , le faire citer au domicile indiqué ; sinon il peut faire procéder à la vente , sur une ordonnance obtenue sur sa requête. Commaille , 230.

Son privilége ne marche qu'après les frais de justice et les frais funéraires , si le voyageur est décédé dans son auberge. M. Persil, 1, 127, ajoute les contributions directes. Nous ne sommes point de son avis. Par le transport dans l'auberge, le gouvernement a perdu tout droit sur les effets déposés.

N°. 6. Les frais de voiture et les dépenses accessoires, sur la chose voiturée.

Ce privilége est comme celui de l'aubergiste ; il tient du gage, et n'a lieu qu'autant que le voiturier est nanti des objets voiturés. Basnage, 18; Pothier priv.; M. Delv. , 3, 442. La Cour royale de Paris a décidé , le 2 août 1809 , que ce privilége n'était pas éteint par le dessaisissement de la chose transportée ; mais cet arrêt viole les règles et ne peut faire autorité de raison. MM. Delv. , 3, 442 et Persil , 1 , 128 , l'ont critiqué.

L'art. 307 du Code de commerce fait bien exception à la règle qui veut qu'on reste saisi du gage ;
mais cette exception est fondée sur la nécessité
du dessaisissement par rapport au danger de la
mer.

On entend par dépenses accessoires les frais
faits pour la conservation de la chose ; ex : pour
faire raccommoder les caisses, relier les fûts, et les
sommes payées à la douane, aux droits réunis,
aux octrois. Pandectes, 15, 154; Domat, Hyp.
section 5. N°. 5. La dépense du voiturier, de
ses chevaux et la réparation de la voiture, n'entrent
pas dans les dépenses accessoires. Pandectes, 15,
154.

Nous avons parlé du privilége de l'aubergiste.
Ce privilége atteindrait les marchandises voiturées,
si le voiturier ne pouvait payer la dépense ; ex :
si un mulet transportait des balles de frocs de
Lisieux en Brétagne ; que ce mulet tombât malade
et mourût au bout de quelques jours, l'aubergiste
pourrait retenir les marchandises du voiturier et
obtenir un privilége sur leur prix. Peu lui impor-
terait que la marchandise appartint ou non à la
personne qui aurait logé chez lui. Voir le n°. précédent.

Ce privilége n'est primé que par les frais de
justice.

**7°. *Les créances résultant d'abus et prévari-
cations.***

Les lois qui règlent cette matière sont des 25
nivôse an 13, et 22 décembre 1812. (Sirey ,
5, 2, 249 ; tome 13, 2, 199).

Le cautionnement est une espèce de gage ; il
doit remplir sa destination.

Le gouvernement et les particuliers y trouvent
une garantie pour la sûreté des indemnités qu'ils
peuvent avoir à exercer contre les fonctionnaires,
par suite d'abus et prévarications.

Ce privilége ne peut être réclamé, soit par le
gouvernement, soit par les particuliers, que dans
le cas ou les fonctionnaires publics se sont rendus
coupables de ces fautes dans l'exercice de leurs
fonctions : autrement il n'y aurait pas de privilége.
Voici des exemples de prévarication dans l'exercice
des fonctions : un avoué refuse de rendre des
pièces, on bien sa négligence a fait perdre un
droit à son client ; un huissier a gardé des sommes
qu'il avait reçues au moment d'une exécution ; un
notaire a commis une lourde faute. Mais si un
notaire avait reçu une somme en dépôt ; si un avoué
en avait reçu une pour son client, ou un huissier,

.hors le cas où il est porteur de pièces, et qu'ils eussent dissipé, l'abus ne serait pas commis dans l'exercice de leurs fonctions. Pandectes, 15, 163 ; Commaille, 232 ; Tissandier, 29.

L'ordre des priviléges sur les cautionnemens des fonctionnaires publics doit se régler dans ce cas particulier, par la date des condamnations ; parce que chaque jugement, pour le montant des sommes accordées, affecte une pareille quotité du cautionnement qu'il est à la disposition du créancier de se faire délivrer, et les condamnations postérieures ne peuvent porter atteinte à cette quotité. Si les priviléges, en général, n'ont pas de date, c'est parce que la faveur en fixe le rang ; mais dans l'espèce c'est moins un privilége qu'une affectation sur une chose qui devient la propriété de celui dont le droit est reconnu. M. Guichard, jurisp. hypoth., t. 2, p. 577, est d'avis que la préférence n'est due qu'à celui qui, le premier, en vertu de jugement, a notifié son opposition dans la forme prescrite par la loi ci-dessus citée.

Les créances dont-il s'agit marchent avant le trésor public pour les frais de justice et l'amende. M. Grenier, 2., p. 11, 15, 266. V. un arrêt du 7 mai 1816 (Denevers, 16, p. 407). Sirey, 17, 1, 53.

Le capital du cautionnement d'un officier ministériel peut être saisi, tout aussi bien que les intérêts, soit pour les créances résultant d'abus et prévarications, soit même pour toutes autres créances ordinaires, et ce capital peut être délivré aux saisissans avant la démission ou le décès. Arrêts de cassassion des 26 mars 1821, et 4 février 1822. Sirey, 21, 1, 346, 22, 1, 343.

Il résulte de ces arrêts, qui sont basés sur l'art. 1er. de la loi du 25 nivôse an 13, que l'officier ministériel peut perdre sa place, lorsque ses créanciers ordinaires prennent le parti de faire sortir son cautionnement de la caisse d'amortissement. Le cautionnement versé dans leurs mains doit être remplacé dans un court délai, sinon le fonctionnaire encourt la destitution.

Un décret, du 22 décembre 1812, trace des formalités pour acquérir un privilége de second ordre; il faut : 1°. que le titulaire fasse sa déclaration à l'époque du prêt ; 2°. que, s'il l'a faite plus de huit jours après le versement, il y joigne le certificat de non-opposition, délivré par le greffier du tribunal ; dans ce cas, il faut encore qu'il n'existe pas d'opposition à la caisse d'amortissement.

SECTION II.

Des priviléges sur les immeubles.

2103.

Les créanciers privilégiés sur les immeubles sont :

1°. Le vendeur, sur l'immeuble vendu, pour le paiement du prix ;

S'il y a plusieurs ventes successives dont le prix soit dû en tout ou en partie, le premier vendeur est préféré au second, le deuxième au troisième, et ainsi de suite ;

2°. Ceux qui ont fourni les deniers pour l'acquisition d'un immeuble, pourvu qu'il soit authentiquement constaté par l'acte d'emprunt, que la somme était destinée à cet emploi, et, par la quittance du vendeur, que ce paiement a été fait des deniers empruntés ;

3°. Les cohéritiers, sur les immeubles de la succession, pour la garantie des partages faits entr'eux ; et des soulte ou retour de lots ;

4°. Les architectes, entrepreneurs, maçons et autres ouvriers employés pour édifier, reconstruire ou réparer des bâtimens, canaux ou autres ouvrages quelconques, pourvu néanmoins que, par un expert nommé d'office par le tribunal de première instance, dans le ressort duquel les bâtimens sont situés, il ait été dressé préalablement un procès-verbal, à l'effet de constater l'état des lieux, relativement aux ouvrages que le propriétaire déclarera avoir dessein de faire, et que les ouvrages aient été, dans les six mois au plus de leur perfection, reçus par un expert également nommé d'office ;

Mais le montant du privilége ne peut excéder les valeurs constatées par le second procès-verbal, et il se réduit à la plus value existante à l'époque de l'aliénation de l'immeuble, et résultant des travaux qui y ont été faits.

5°. Ceux qui ont prêté les deniers pour payer ou rembourser les ouvriers, jouissent du même privilége, pourvu que cet emploi soit authentiquement constaté par l'acte d'emprunt, et par la quittance des ouvriers, ainsi qu'il a été dit ci-dessus pour ceux qui ont prêté les deniers pour l'acquisition d'un immeuble.

N°. I. *Le vendeur sur l'immeuble vendu, etc.*

Ce privilége est fondé sur l'équité, qui ne permet pas que le vendeur perde le prix de sa chose, et qu'un autre s'enrichisse à ses dépens. Loi 19, t. 1, liv. 18, ff.

On pourrait encore le puiser dans une raison d'intérêt public, parce que les ventes à crédit favorisent les mutations.

Il est bon de considérer cette préférence à quatre époques, afin de fixer les droits des vendeurs à ces différentes périodes de temps.

Ire. ÉPOQUE.

Droit antérieur à la loi de brumaire an 7.

Il est constant qu'avant cette loi les ventes transmettaient par elles-mêmes irrévocablement la propriété. Il est encore certain que les acquéreurs ne purgeaient les priviléges et hypothèques, que par des lettres de ratification. Enfin il est reconnu que le vendeur, comme tout autre privilégié, devait former opposition aux lettres, pour conserver ses droits. Edit du mois de juin 1771.

Ce n'est, en effet, que la loi de brumaire qui a aboli définitivement les lettres de ratification ; elles ont traversé la révolution. A la vérité, les lois des 7 septembre 1790, 27 janvier et 19 septembre 1791, apportèrent quelques modifications à l'édit de 1771.

La loi du 9 messidor an 3, art. 276, le frappa d'abolition ; mais cette loi ne reçut point d'exécution, et les lettres de ratification furent rétablies par les lois des 19 vendémiaire et 19 prairial an 4.

Telle était la législation lors de la promulgation de la loi de brumaire.

Cette loi fit des dispositions pour conserver les droits des créanciers antérieurs.

L'art 37 accorda 3 mois pour les inscrire. L'art. 38 leur conserva, au moyen de l'inscription, le rang que leur assignaient les lois antérieures. L'art. 39 fit perdre le rang aux hypothèques anciennes qui n'auraient pas été inscrites dans le délai, et ne leur donna d'effet qu'à compter du jour de l'inscription. Cet art. fit dégénérer, dans le même cas, les priviléges en hypothèques et ne leur donna rang que du même jour. Enfin, l'art. 47 portait : « Si la transcription des « mutations mentionnées aux art. 44 et 46 n'est « faite qu'après l'expiration des trois mois qui « suivent la présente, l'immeuble qui en est l'ob- « jet demeure grevé des charges et hypothèques « consenties par les précédens propriétaires , « avant leur expropriation, et qui seraient ins- « crites avant cette transcription. »

On sait que le délai d'inscrire fut prorogé de 4 mois par les lois des 7 pluviôse et 17 germinal an 7; le dernier délai expira à Lisieux, le 25 prairial.

De ces dispositions il faut tirer la conséquence que le vendeur, antérieur à la loi de brumaire, a dû inscrire dans les délais prescrits, sinon son privilége a dégénéré en hypothèque, qui n'a pris rang que du jour de l'inscription, si toutefois les créanciers de l'acquéreur l'ont devancé ; car sa créance n'a pu perdre sa qualité qu'au respect des *créanciers qui auraient inscrit avant lui.* Cinq arrêts de la Cour de Cassation ont ainsi jugé : le premier du 16 fructidor an 13, Sirey, 5, 2, 263 ; le deuxième du même jour, de la section des requêtes, Sirey, 6, 2, 263 ; le troisième du 13 brumaire an 14, (6, 1, 92); le quatrième du 26 février 1806, (. et le cinquième du 17 mai 1809, Sirey, 9, 1, 261. On pourrait encore citer un arrêt de la section des requêtes, du 28 mai 1807 (   )

Le vendeur, antérieur à la loi de brumaire an 7, qui n'a point pris d'inscription sous cette loi, et qui n'en a pris que sous le Code, mais avant tout créancier de l'acquéreur, a-t-il conservé son privilége ? Oui. Arrêt de cassation, section civile, du 16 mars 1820. Sirey, 20, 1, 353.

Il y aurait même raison de décider ainsi pour un créancier de ce vendeur, qui n'aurait pris inscription que sous le code, parce que la publication du Code n'a point équivalu à transcription, et encore que l'art. 1583 décide que la vente seule arrête le cours des inscriptions , on n'a pu l'appliquer aux ventes et aux hypothèques antérieures à sa promulgation. Sirey, 12, 2 , 303; 18, 1, 85 et 89; 20, 1, 170, 21, 1, 12, 23, 1, 124. D'autres arrêts antérieurs à 1812 avaient décidé le contraire ; mais la jurisprudence a pris une direction plus conforme aux principes. V. Grenier, 2 , 117.

S'il y avait eu revente , soit sous la loi de brumaire , ou sous le Code , et que le nouvel acquéreur eût fait transcrire son contrat , sans s'occuper de celui de son vendeur, les droits du premier vendeur , qui n'auraient été inscrits que postérieurement à la transcription de la revente, seraient — ils éteints ? L'affirmative résulte de plusieurs arrêts , entr'autres un de la section des requêtes , du 28 mai 1807, Sirey, 7 , 1 , 296; un autre de la section civile, du 13 décembre 1813 ,Sirey, 14, 1, 46 ; un troisième de la même section, du 4 janvier 1820, Sirey, 20, 1, 171. V. M. Grenier, 2, 167, 168.

IIᵉ ÉPOQUE.

Loi de brumaire an 7.

Sous cette loi la vente seule ne transmettait

pas la propriété au respect des tiers ; elle ne devenait irrévocable, à leur égard, que par la transcription : ainsi, jusque-là, les hypothèques consenties par le vendeur, la revente qu'il eût pu faire, suivie de transcription, eussent produit leur effet, non seulement envers l'acquéreur, mais encore envers les créanciers et les sous-acquéreurs non transcrits.

Quoique les droits de l'acquéreur, qui n'avait pas fait transcrire, ne fussent point irrévocables, il pouvait néanmoins, en revendant, en transmettre qui devenaient inaltérables par l'effet de la transcription de la revente, parce que cette transcription du dernier contrat avait l'effet d'éteindre le privilége du premier vendeur et les hypothèques des créanciers de son acquéreur. Arrêts de cassation, déjà cités, des 28 mai 1807. Sirey, 7, 1, 296. 13 décembre 1815; Sirey, 14, 1, 46. On peut l'induire encore d'un autre arrêt du 4 janvier 1820. Sirey, 20, 1, 171 ; V. M. Grenier, 2, 167 et 168.

Dès que la transcription était nécessaire pour opérer une mutation parfaite, le vendeur et ses créanciers conservaient toujours leurs priviléges et hypothèques jusqu'à cette transcription ; mais, comme on vient de le voir, la revente inscrite, encore que le deuxième acquéreur ne s'occupât pas du premier contrat , enlevait tous leurs droits.

Le Code n'a apporté *aucun changement*, pour les contrats antérieurs ; il ne les a point dispensés de transcription : ainsi le droit a été le même sous ce Code, que sous la loi de brumaire; par conséquent on a pu inscrire depuis la promulgation du Code les priviléges et hypothèques créés antérieurement. V. les arrêts cités p. 66, Sirey, 23 , 1, 124.

Quid , Si l'hypothèque avait été créée depuis le Code par l'ancien propriétaire ? On doit regarder que le créancier n'a pu inscrire. Arrêts des 8 mai et 16 octobre 1810. M. Guichard, 5 331, 352 ; Sirey, 20 , 1, 353 ; M. Grenier, 2, 199.

IIIᶜ. ÉPOQUE.

Tems intermédiaire du Code civil au Code de procédure.

Cette législation accordait plus d'effet au contrat de vente que la loi de brumaire. La vente était irrévocable par elle-même. Le vendeur ne pouvait plus, soit par hypothèque, soit par aliénation , y porter quelqu'atteinte. La transcription n'avait plus pour principal objet de fixer la propriété dans la main de l'acquéreur, comme sous la loi de brumaire. L'effet seul de la transcription était de préparer la purgation des hypothèques inscrites au moment de la vente. Tout cela est la conséquence des art. 1583, 2182. V. MM. Locré, sur l'art. 834 du Code de procédure, et Gren., 2, 114 et 115.

Quant au privilége du vendeur, il n'y avait pas de délai pour l'inscrire, il pouvait toujours l'être utilement : c'est ce que l'on voit dans les art. 2106 et 2108. Ce dernier article voulait même que le moyen donné à l'acquéreur, par l'art. 2181, pour purger les hypothèques inscrites profitât au vendeur, puisqu'il imposait au conservateur l'obligation, sous peine de dommages-intérêts, de faire d'office l'inscription sur son registre des créances résultant de l'acte translatif de propriété. Le vendeur pouvait aussi inscrire directement, s'il ne voulait pas attendre la transcription qui était dans la faculté de l'acquéreur et pour laquelle il n'y avait pas de délai ; mais il n'était pas préjudicié, s'il n'inscrivait pas, parce que les créanciers de l'acquéreur ne pouvaient prendre de droits qui le primassent.

A la vérité les expressions: « *et à compter de la date de cette inscription*, etc. », qui se trouvent dans l'art. 2106, ont pu faire difficulté dans les premiers temps; mais le sens de ces mots a été lucidé par M. Tarrible, sur cet art. 2106; par un arrêt de la Cour de cassation, du 26 janvier 1813 (Sirey, 13, 1, 333); et enfin par M. Grenier, 2, 202, 203; et il a été bien reconnu que si le privilége ne devait avoir d'effet qu'à compter de la date de l'inscription, c'est que jusque-là c'était un privilége sans publicité, c'était un droit réel qui devait être inscrit; mais une fois qu'il l'était, il produisait tout son effet et primait toutes les créances hypothécaires inscrites auparavant. M. Grenier, 2, 204, pense que, contre cette interprétation, on ne peut rien induire d'un arrêt du 13 décembre 1813 (Sirey 14, 1, 46), parce qu'il a été rendu dans des circonstances particulières. Plusieurs arrêts de Cours royales ont entendu l'art. 2106 dans le sens de MM. Tarrible et Grenier. V. Sirey, 9, 2, 45; t. 10, 2, 192 et 374; t. 11, 2, 454; t. 12, 2, 257, et t. 14, 2, 241.

La revente non-suivie de transcription ne portait aucune atteinte au privilége du vendeur non-inscrit, parce que, comme nous venons de le dire, il n'y avait pas de délai pour l'inscrire.

Mais la transcription du 2ᵉ.acquéreur éteignait-elle le privilége du vende ur qui n'avaitpas inscrit ? L'affirmative résulte de l'arrêt du 13 décembre 1813, que nous venons de citer. Elle est adoptée aussi par MM. Delv., édit. in-4º, 3, 513; Grenier, 2, 168, 210; Tarrible.

M. Delvincourt va même jusqu'à penser que le privilége serait pareillement éteint, quoique le deuxième contrat énonçât que le prix du premier serait encore dû. M. Genier t. 2, 168 et 210, est du même avis.

IVᵉ. ÉPOQUE ET DERNIÈRE.

Code de procédure civile.

Ce Code n'a apporté aucun changement à l'effet que produisait le contrat de vente sous le Code civil: seulement il a accordé un délai de qu'inzaine pour inscrire, à partir de la transcription du contrat. Art. 834. Ce délai n'a été donné qu'aux créanciers antérieurs à la vente, les postérieurs n'ayant pu acquérir aucune hypothèque.

Cet article ne parlant point des hypothèques légales des femmes et des mineurs, il enrésulte que le mode de purgation de ces droits est resté dans l'art. 2194.

Les mots de l'art. 834 : « sans préjudice des autres droits résultant, au vendeur et aux héritiers, des art. 2108 et 2109 », s'entendent en ce sens, que la transcription valant inscription en faveur du vendeur, il n'est pas assujetti à se conformer à cet art. 834, et par conséquent, à inscrire dans la quinzaine de la transcription, parce qu'il est déjà inscrit par cette transcription ; et à l'égard du cohéritier, ou copartageant, en ce sens qu'il jouit toujours du délai de deux mois que lui donne l'art. 2109, pour inscrire utilement au respect des créanciers de son copartageant ; mais s'il veut requérir la mise aux enchères, il doit inscrire dans les quinze jours de la transcription, parce que, s'il ne le fait pas, l'acquéreur ne sera pas tenu de lui faire les significations dont parle l'art. 835. M. Grenier, 2, 266 et 246.

Le Code civil ne fixant point de délai au vendeur pour inscrire ; l'art. 834 accordant à tout créancier un délai de quinze jours de la transcription, pour inscrire leurs droits ; la transcription valant inscription au vendeur, il résulte de cette législation que tant que la propriété reste dans la main de l'acquéreur, les droits de l'ancien propriétaire ne peuvent s'éteindre.

Mais s'il y a revente , et que le deuxième ou troisième acquéreur se borne à faire transcrire son contrat, le premier vendeur devra prendre une inscription pour son privilége dans la quinzaine de la transcription , sinon il perdra ses droits au respect du deuxième ou troisième acquéreur. Voir plusieurs arrêts rapportés par Sirey , t. 13, 2 , 376 ; même t., 1re. partie, page 464 ; t. 18,1, 300 et 2, 19 ; MM. Delv. 3, 512 ; Gren. , 2, 210.

Les perdra-t-il au respect des créanciers de son acquéreur ? Non : ni le Code civil, ni l'art. 834 du Code de procédure ne l'oblige à inscrire dans un délai à leur égard, et il suffit qu'il inscrive avant la clôture de l'ordre poursuivi sur son acquéreur. Sirey , 13 , 1 , 333 ; t. 14 , 1 , 46 ; M. Delv. 3 , 512.

Sous l'édit de 1771 , le vendeur était aussi tenu de faire opposition sur le deuxième acquéreur qui voulait purger.

Observations particulières sur l'art. 2103.

N°. 1er.

Après avoir fait connaître le privilége du vendeur à ces différentes époques, nous allons faire quelques observations sur ce privilége, en interprétation de l'art. que nous examinons.

L'usufruitier ne doit pas transcrire pour conserver son droit, parce qu'il consiste dans un démembrement de la propriété. M. Delv. , 3, 512.

Le privilége porte sur le prix. Porte-t-il aussi sur tous les intérêts ? Deux arrêts de cassation et un de Cour royale ont décidé l'affirmative. Sirey, 16, 1, 171 ; t. 17 , 1, 199 ; t. 18 , 2, 233. MM. Delv. 3, 570 ; et Grenier 1, 203, s'élèvent contre ces arrêts, et prétendent que la Cour de cassation n'a pu les étayer sur la loi. Nous partageons l'opinion de ces graves auteurs. La Cour de cassation, dans cette circonstance, ne s'est point astreinte à la rigueur du droit, et comme les Cours royales ne pouvaient prévoir la direction qu'elle prendrait, elles n'ont pu échapper à la cassation. —— Nous observons que M. Grenier est revenu de son opinion, t. 2, 219.

Le privilége ne porte pas sur les dommages-intérêts. MM. Delv. , 3, 511 ; Persil, 1, 142. Mais il a lieu pour les frais de contrat et de transcription. M. Gren. , 2, 220.

L'acquéreur a réméré qui a rendu l'objet qu'il avait acquis n'a point de privilége pour ce qui lui est dû : il n'avait que le droit de rétention, qui pouvait, à la vérité, le conduire à un privilége, mais seulement par ce moyen. MM. Delv. 3, 511; Merlin, 9, 820 ; et Persil, 1, 145.

Le droit du vendeur s'étend aux améliorations et augmentations. MM. Delv, 3, 511 ; et Persil, 1, 143.

La préférence n'est accordée au vendeur, qu'autant qu'il justifie par le contrat que le tout, ou partie du prix, lui est dû. Si le contrat portait quittance, et que, dans le fait, le prix eût été payé en billets à ordre, ou lettres de change, il aurait perdu son droit, parce qu'il y aurait novation dans le titre. Domat, Hyp. sect. 5., art. 4 ; mais si le contrat portait que le prix a été payé en tels billets, et que l'identité des billets fût reconnue, il n'y aurait pas novation, et le vendeur pourrait réclamer son privilége. Domat, liv. 4, tit. 3, section 1re. art. 1273 du Code.

Si par le contrat il apparaissait que le prix eût été payé, le vendeur ne pourrait se servir d'une contre-lettre pour réclamer son privilége. Art. 1321.

Le privilége n'est accordé qu'au vendeur; on ne peut pas l'étendre au donateur pour les charges imposées à la donation, selon M. Persil, 1, 143;

M. Grenier est d'avis contraire, t. 2 , 223. Nous adoptons son opinion.

Le vendeur privé de son privilége conserve la voie résolutoire. Art. 1184 et 1654. Cette voie est différente de celle que lui donne le privilége ; par cette dernière il obtient l'exécution de son contrat, tandis que par l'autre il le fait résoudre et rentre dans la propriété de sa chose. Arrêts de cassation des 2 décembre 1811 et 3 décembre 1817. Sirey 12 , 1 , 56 ; et arrêts de la Cour royale de Caen , des 18 juin et 27 décembre 18 3 ; MM. Delv. , 3 , 512 ; Tarrible , 1 , 253 ; Persil , 1, 146; Grenier , 2 , 211.

La résolution du contrat atteint-elle les sous-acquéreurs en deuxième ou troisième ordre, qui auraient payé le prix de leurs contrats ? Oui : MM. Delv. , 3 , 513 ; Persil , 1 , 152 ; Merlin , v. Échange. Dans ce cas , l'acquéreur peut-il répéter des créanciers de son vendeur, ce qu'il leur a payé ? Non , selon les mêmes auteurs : ils fondent leur opinion sur ce que les créanciers n'ont reçu que ce qui leur était dû, et sur ce que l'acquéreur n'a payé que ce qu'il devait avant l'action en résolution. Il n'aura de recours que contre son vendeur.

On doit faire remarquer ici que si le vendeur , sur les deux voies que la loi lui donne , en adopte une, il renonce par là à prendre l'autre, parce que la justice ne permet pas de variation. Poth. Cont. de vente, p. 268 ; arrêt de cassation, Sirey, 19, 1, 27 ; M. Grenier, 2, 211.

N°. 2. *Ceux qui ont fourni les deniers pour l'acquisition d'un immeuble.........*

Les prêteurs, en remplissant les formalités, sont subrogés aux droits du vendeur, sans le concours de sa volonté. Cette subrogation s'identifie par la forme et les effets avec celle dont parle l'art. 1250, n°. 2. Elle est conventionnelle ; mais en ce sens que c'est l'acquéreur qui la stipule en faveur de ceux qui lui prêtent leurs deniers. Il n'est pas nécessaire que les actes contiennent des expressions techniques pour subroger : les seules précautions que la loi indique suffisent ; mais elles sont de rigueur. Il faut que l'immeuble soit désigné dans l'acte d'emprunt et dans la quittance, et que tous les actes soient authentiques. MM. Tarrible, 1, 209 ; Toullier, 7, 168.

On doit appliquer à ce cas l'art 1252 qui porte que la subrogation ne peut nuire au créancier, lorsqu'il n'a été payé qu'en partie ; elle ne peut nuire non plus à son cessionnaire. De Renusson , ch. 16, § 6 et 15. La raison en est simple : lorsque le créancier consent lui-même la subrogation, il ne fait rien qui porte atteinte à ses droits ; *à fortiori* en doit-il être de même lorsque c'est l'acquéreur qui subroge.

On peut faire l'emprunt avant l'acquisition, pourvu que dans l'acte on déclare que c'est pour payer le prix de tel immeuble qu'on se dispose d'acquérir ; que dans le contrat de vente et dans la quittance on complette la subrogation. M. Grenier, 2 , 232.

Mais si l'emprunt n'était fait que postérieurement à l'acquisition, la subrogation dont nous parlons ne pourrait avoir lieu ; il faudrait recourir à l'observation de l'article 1250, qui donne le même droit. M. Grenier, au lieu cité.

La disposition que nous examinons a moins pour objet d'établir une espèce particulière de subrogation, que de faire l'application de l'art. 1250, n°. 2 : le but particulier de l'article 2103 est de régler les priviléges : ceux des prêteurs devaient y trouver place.

Dans quel délai l'emploi des fonds doit-il avoir lieu ? la loi n'en fixe pas ; cependant il faut qu'il ne s'écoule pas entre l'emprunt et l'emploi un intervalle qui puisse faire soupçonner la fraude.

La loi sur ce point s'en rapporte à la prudence des magistrats, qui devront se déterminer d'après les circonstances. MM. Toullier, 7, 189; Gren., 2, 233.

Tous les prêteurs ont un droit égal : ils viennent en concurrence quelle que soit la date de leurs titres, parce que l'acquéreur ne peut que les subroger dans les droits du vendeur, sans pouvoir accorder à l'un une préférence sur l'autre : c'est ce qui résulte de la disposition de la loi, qui ne fait aucune distinction entre les prêteurs, et de l'art. 2097 qui porte que les priviléges qui sont dans le même rang viennent par concurrence. C'était l'avis de Renusson, dans ses additions au traité de la subrogation et de Basnage, page 74. La Cour royale de Paris a appliqué ce principe dans un arrêt du 13 mai 1815; Sirey, 16, 2, 538.

Quoique les prêteurs soient subrogés les uns par le vendeur, les autres par l'acquéreur, leurs droits sont les mêmes ; la subrogation du vendeur, dans ce cas, n'a pas plus d'étendue que celle de l'acquéreur : ainsi, Pierre et Paul prêtent à Philippe 10,000 fr. pour payer partie d'une terre qu'il a acquise de Charles, et Philippe les subroge dans le privilége de son vendeur ; par suite Pascal offre à Charles 20,000 fr. qui lui sont encore dus sur le prix ; il reçoit cette somme et le subroge dans son privilége , cela arrière de l'acquéreur. Tous viendront par concurrence, et quoique Pascal ait la subrogation du vendeur, il partagera le sort des deux autres prêteurs. De Renusson , chap. 16 , § 15 , Merlin , rép. V. subrogation de personne, sect. 2, § 8, n°. 8 ; MM. Toullier , 7, 264 ; Persil , 1, 157. L'arrêt que nous venons de citer a aussi décidé ce point dans le même sens.

Il en serait de même si le contrat de vente présentait des délégations, et que quelques prê-teurs eussent payé eux-mêmes les premiers créan-ciers inscrits, en prennant leur subrogation. Ils n'auraient pas plus de droits que ceux qui au-raient payé les créanciers postérieurs en inscrip-tion, ou qui se seraient bornés à prendre la su-brogation de l'acquéreur; parce que tous ceux qui ont payé la dette de ce dernier n'ont eu en vue que la subrogation aux droits du vendeur , sans préférence entr'eux, et par la raison encore que tous les droits dérivent de la même cause , du même titre, de la même source. De Renus-son , chap. 15 ; MM. Toullier , 7, 264 ; Gren. 2, 234.

La subrogation ne peut nuire au vendeur ,

ni à ses créanciers. Ex : dans le contrat d'une vente de 30,000 fr. , l'acquéreur est chargé de payer 15,000 fr. à Paul. Pierre offre cette somme à Paul, qui la reçoit en le subrogeant dans ses droits : l'acquéreur ne payant pas le surplus, la revente a lieu en justice , mais elle ne produit que 20,000 fr. Les créanciers du vendeur , et le vendeur lui-même, seront payés des 15,000 f. restans , avant le subrogé qui , par cette revente , perd 10,000 fr. De Renusson , ch. 15, n°. 9 ; MM. Persil, 1, 159 ; Grenier, 2, 234. Arrêt de la Cour royale de Paris, dont M. Persil atteste l'existence. V. l'art. 693 du Code de procédure civile.

Comme on le voit, il ne faut pas confondre la subrogation et la cession, lorsqu'elles émanent du vendeur: la première a lieu moins dans son intérêt que dans celui de l'acquéreur; le vendeur ne la consent que parce qu'il reçoit ce qui lui est dû ; elle n'est, dans ce cas, qu'occasionnelle ; tandis que dans la cession il a principalement intention de disposer de sa créance au profit d'une personne qui a pour but de l'acquérir et non de libérer le débiteur. De Renusson, 517, 518; Prévot de la Jannès, t. 2, p. 416.

Dans la subrogation, il est nécessaire que le subrogé se fasse remettre les titres, pour qu'il puisse justifier les droits de celui qu'il a désintéressé, et encore pour éviter la fraude. M. Toullier, 7, 192.

On conseille au subrogé de faire faire mention de la subrogation en marge du registre des inscriptions, pour que le conservateur ne radie pas. Delv., 2, 776.

Le prêteur de deniers, subrogé aux droits du vendeur, ne peut poursuivre la folle-enchère à défaut de paiement de la part de l'acquéreur ; il n'a que la voie d'expropriation. M. Persil, 1, 162.

3°. *Les cohéritiers, sur les immeubles de la succession, pour la garantie des partages faits entre eux, et des soulte ou retour de lots.*

L'égalité est de l'essence des partages ; de là la garantie de droit qu'ont les copartageans : cette garantie deviendrait souvent illusoire, si la loi n'accordait un moyen de la conserver ; cette raison est le fondement du privilége que nous examinons. Les soultes et retours sollicitaient cette préférence d'une manière plus pressante encore , parcequ'ils sont sur la même ligne que le prix de vente.

Quoique la loi ne parle que des cohéritiers, néanmoins sa disposition embrasse tous les co-partageants : ainsi le privilége peut être réclamé à l'occasion des partages faits par les pères et mères ; de ceux faits entre associés, ou co-ac-quéreurs, ou par des époux en communauté. C'est ce qui sort évidemment des art. 1476, 1872 , 2109. Si la disposition qui est sous nos yeux n'a parlé que des co-héritiers, c'est qu'elle s'est bornée au cas le plus ordinaire. La raison est la même dans tous les partages. MM. Chabot, 674 ; Gren, 2, 243 ; Pandectes, 15 , 186.

Que les partages soient sous-seings privés, ou devant notaire, ou en justice, le privilége a lieu, parce que c'est la qualité de la créance qui le donne et non la convention. Basnage , ch. 16 ; Chabot, 674. Tous les immeubles possédés par chacun des copartageans et provenant du partage sont affectés à ce privilége. Art. 885. On ne pourrait s'affranchir de la garantie par une clause générale : argument tiré de l'art. 884; Chabot, 677.

Le privilége s'étend , comme la garantie d'où il naît , à toutes les obligations résultant du partage ; tels sont , 1º. les retours en deniers , ou en rente ; 2º. les indemnités pour sommes payées soit en vertu de l'action hypothécaire , soit par l'effet de la séparation des patrimoines , ou de l'action personnelle ; sommes qui n'étaient pas connues lors du partage , ou qui avaient été mises à la charge d'un des co-partageans qui a négligé de remplir ses engagemens ; 3º. les évictions , s'il n'y a point clause particulière qui oblige de les souffrir. Domat , liv. 1ᵉʳ. , tit. 4 , section 3 ; Pandectes 15 , 184. Un auteur recommandable , M. Grenier , 2 , 244 , fixe le privilége seulement à la garantie de l'éviction de la propiété. Il a cru voir cette restriction dans l'art. 884: malgré tout le poids de cette opinion , nous ne pouvons nous y rendre. Cet article parle des troubles , ce qui suppose toute recherche pour raison des dettes.

Le copartageant qui aurait négligé , lors de la composition des lots , de se faire tenir compte d'une somme qu'il aurait payée et qui était à la charge de tous , aurait-il un privilége à exercer sur les parts de ses copartageans ? Non , d'après M. Gren , 2 , 243 , son droit serait antérieur aux lots , il ne pourrait donc invoquer la garantie résultant du partage : il pourrait seulement répé-

ter ce qu'il aurait payé, mais par l'action personnelle.

Ceux qui ont acquis d'un copartageant pres-
crivent-ils par dix et vingt ans le privilége que
nous examinons ? Oui. Poth. , successions, 547 ;
Pandectes , 15 , 185.

Pour empêcher cette prescription, il faut intenter l'action en interruption contre les tiers détenteurs. Les mêmes. On suppose que le privilége
a été conservé, ou que, s'il a dégénéré en hypothèque , faute d'inscription dans le temps prescrit par l'art. 2109 , que cette hypothèque a été
elle-même inscrite au moins dans les quinze jours
de la transcription ; car si l'acquéreur , après
ce délai , n'a trouvé aucune inscription , il n'a
rien à craindre , il n'aura pas besoin de la prescription.

N°. 4. *Les architectes , entrepreneurs ,*
maçons , etc........

La construction , ou la réparation d'une maison
enrichiraient les créanciers du propriétaire , au
détriment des architectes , si ceux-ci n'avaient
pas un privilége sur la chose , et c'est pour rendre
à chacun ce qui lui appartient que la loi leur

donne un droit de préférence ; cependant ce droit est assujetti à des formalités qui ont pour but d'éviter les fraudes.

La loi ne dit pas qui remplira ces formalités ; on en doit conclure qu'elles peuvent l'être par le propriétaire, ou par les architectes. Pandectes, 15, 191. Si c'est le propriétaire qui a demandé le premier procès-verbal, et qu'il néglige de faire recevoir les ouvrages, les architectes pourront remplir cette formalité. Les mêmes. Les six mois courent de la perfection des travaux.

L'expert qui a constaté l'état des lieux peut être nommé pour recevoir les ouvrages, mais il faut un nouveau jugement. Pandectes, 15, 190 ; M. Persil, 1, 170.

Les Pandectes émettent l'opinion que si la requête contenait le nom de l'expert, l'architecte n'aurait pas de privilége. C'est une erreur évidente : que l'expert soit, ou non, indiqué par la partie, il tient toujours sa mission du juge.

Les ouvriers n'ont point de privilége sur le prix dû à l'architecte ; ils viennent en concurrence avec ses créanciers : les préférences sont de droit strict ; on ne peut en réclamer, quand la loi est muette : elle l'est à l'égard des ouvriers. Ils n'avaient pas non plus de privilége sous l'an cien droit. Arrêt du parlement de Paris du 19 décembre 1781. Voir une exception, p. 36.

Le privilége porte sur la plus value existant à l'époque de l'aliénation de l'immeuble et résultant des travaux. On ne distingue pas entre la vente volontaire et la vente forcée, parce que si l'architecte croit le prix au-dessous de la valeur il peut surenchérir.

Des hypothèses faciliteront l'intelligence de cette disposition de la loi.

Ire. *Hypothèse.* On suppose qu'un propriétaire fasse faire quelques changemens à sa maison; que cette maison, avant les travaux, ait été estimée à 30,000 fr.; que les ouvrages se soient élevés à 10,000 f., et que cependant la maison n'ait été vendue que 34,000 f; dans cette hypothèse l'architecte n'aura de privilége que sur 4,000 f.

2e. *Hypothèse.* Paul veut faire réédifier sa maison, pour lui donner une forme plus nouvelle. Par son emplacement cette maison avait une valeur de 24,000 f. La nouvelle construction l'a rendue moins considérable et a réduit sa valeur à 20,000 f. : dans ce cas l'architecte n'aura aucun privilége.

3e. *Hypothèse.* Une maison, par les réparations qui y avaient été faites, ou par sa réédification, avait acquis un excédant de valeur de 4,000 f. au moment de la réception des ouvrages ; mais au bout de quelques années, au moment de la vente, il n'y avait plus d'excédant de valeur : par cette diminution l'architecte perdra son privilége sur les 4,000 f. dont il aurait profité si la vente avait eu lieu plus tôt.

Si des ouvriers avaient construit une aile à un hôtel ; que par l'effet d'un incendie l'hôtel fût détruit, sans que l'aile eût souffert : ces ouvriers auraient leur privilége sur le prix de cette partie de l'hôtel.

Si la réparation était de 20,000 f. ; que la plus-value ne fût que de 10,000 f. ; que le propriétaire eût payé 10,000 f. à l'architecte, cet architecte, qui n'aurait point fait d'imputation, pourrait-il prétendre un privilége pour les 10,000 f. qui lui resteraient dus ? Non, parce que la dette que le propriétaire avait le plus d'intérêt d'acquitter était la privilégiée. M. Persil, 1, 173 ; M. Grenier pense que l'imputation doit se faire proportionnellement, selon la seconde disposition de l'art. 1256. V. t. 2, 262 de son traité.

La loi a prévu le cas de constructions et de réparations ordinaires, et elle a prescrit des formalités pour ces cas, afin d'éviter les fraudes ;

mais s'il s'agissait de réparations tellement urgentes, que le moindre délai exposât le bâtiment
à une ruine totale, nous pensons que les ouvriers
auraient un privilége, quoiqu'ils n'eussent point
observé de formalités, et que ce privilége ne
serait point réduit à la plus value, parce que ces
réparations auraient conservé la chose. M. Persil,
1, 172, est d'avis que les ouvriers ne seraient
pas réduits à la plus value; mais il ne parle pas
des formalités.

Pour le cas où le vendeur concourt avec l'architecte, v. un arrêt de la Cour royale de Paris
du 13 mai 1815 (Sirey, 1816, 2, 338).

La plus value que les bâtimens peuvent donner
aux cours et jardins ne profite point aux architectes : l'estimation qui les concerne doit porter
uniquement sur leurs travaux pris intrinsèque-
ment. M. Grenier, 2, 261. Nous ne pouvons
partager cette opinion, la plus value est toujours
due aux travaux.

*N°. 5. Ceux qui ont prêté les deniers pour
payer ou rembourser les ouvriers, jouissent
etc.*

Il s'agit ici de la subrogation aux droits de l'ar-

chitecte ou de l'entrepreneur. Les prêteurs entrent
à leur place et ils n'ont que les mêmes droits.

Ce que nous avons dit sur la subrogation au
privilége du vendeur est applicable à cette disposition.

SECTION III.

*Des priviléges qui s'étendent sur les meubles
et les immeubles.*

2104.

Les priviléges qui s'étendent sur les meubles et
les immeubles sont ceux énoncés en l'article 2101.

Pour savoir quels sont ces priviléges , il faut
donc se reporter à cet article : ils sont généraux, parce qu'ils sont extrêmement favorables.
On ne pouvait pas donner trop de garanties aux
créances qui en sont l'objet, nous l'avons déjà
dit : l'équité, l'humanité et l'ordre public sont
intéressés à l'acquit de ces créances.

Les art. 2 et 4 de la loi du 5 septembre 1807,
et la deuxième loi du même jour , établissent aussi
des priviléges généraux au profit du trésor public,
pour le recouvrement des débets des comptables.

et des frais de justice en matière criminelle, correctionnelle et de police. Nous avons parlé de ces deux lois sous l'art. 2098.

2105.

Lorsqu'à défaut de mobilier les priviléges énoncés en l'article précédent se présentent pour être payés sur le prix d'un immeuble en concurrence avec les créanciers privilégiés sur l'immeuble, les paiemens se font dans l'ordre qui suit :

1°. Les frais de justice et autres énoncés en l'art. 2101 ;

2°. Les créances désignées en l'art. 2103.

Cette disposition étend aux immeubles les priviléges de l'art. 2101 , mais seulement à défaut de mobilier.

Si les créanciers négligeaient de faire valoir leurs droits sur le prix des meubles , pourraient-ils se faire payer sur les immeubles ? Non , ils seraient déchus de leurs priviléges. MM. Delv. 3 , 501 ; Grenier, 2, 191 ; Sirey , 1815 , 2 , 187.

Quand la loi accorde une faveur à un créancier, c'est à lui d'en user ; s'il néglige de le faire , il doit supporter la peine de son insouciance ; d'un autre côté , le créancier privilégié pourrait ne pas se présenter pour favoriser les créanciers chirographaires aux dépens de ceux qui auraient des hypothèques sur les immeubles. La loi n'a pas voulu laisser ce passage à la fraude.

Mais si les immeubles étaient vendus avant le mobilier, les priviléges de l'art. 2101 pourraient être colloqués conditionnellement, c'est-à-dire pour le cas où, par le résultat de la distribution du prix des meubles, ils ne seraient pas payés; et s'ils l'étaient, leur collocation deviendrait caduque au profit des créanciers qui seraient postérieurs en ordre. M. Grenier, 2, 192.

Il faut donc une discussion préalable du mobilier, puisque ces priviléges sont affectés spécialement sur cette espèce de biens, et que ce n'est qu'au cas d'insuffisance que la faveur a été étendue aux immeubles.

Mais aux frais de qui cette discussion doit-elle se faire ? C'est aux frais des créanciers hypothécaires qui opposent l'exception : du moins ils doivent faire l'avance de ces frais. Argument d'analogie tiré des articles 2023 et 2170. M. Persil, 1, 177.

Si le mobilier produit quelque chose, le créancier, qui a avancé les frais de discussion, prélevera les frais de justice, avant les créanciers privilégiés, parce que leur condition est la même qu'elle était avant leur renvoi sur le mobilier.

Nous avons dit, sous l'article précédent, que les deux lois du 5 septembre 1807, avaient aussi établi des priviléges généraux au profit du trésor public, pour le recouvrement des débets des comptables et des frais de justice en matière criminelle. Ces priviléges sont primés par ceux des art. 2101 et 2102. Doit-on leur appliquer l'exception de discussion dont nous venons de parler ? Nous pensons que l'affirmative est hors de doute. C'est l'avis de M. Persil, 1, 176.

SECTION IV.

Comment se conservent les priviléges.

2106.

Entre les créanciers les priviléges ne produisent d'effet à l'égard des immeubles, qu'autant qu'ils sont rendus publics par inscription sur les registres du conservateur des hypothèques, de la manière déterminée par la loi, et à compter de la date de cette inscription, sous les seules exceptions qui suivent :

Spécialité, publicité. On trouve dans ces deux mots tout le système hypothécaire. Les priviléges ont été astreints à la même publicité que l'hypothèque, parce que cette publicité est néces-

saire pour mettre chacun à portée de juger si les immeubles de la personne avec laquelle il veut traiter
lui offrent une garantie suffisante.

On va voir par la suite que c'est par une inscription, sur un registre public tenu par les conservateurs des hypothèques, que la publicité se
donne. Ce registre est un grand tableau qui présente les charges qui pèsent sur tous les immeubles.

On inscrit les priviléges en vertu d'actes sous
seing-privé, comme en vertu d'actes authentiques,
parce que c'est la qualité de la créance qui les
donne. V. l'art. 2111, et M. Persil, 1, 191.

L'inscription des priviléges diffère, quant aux
effets, de celle des hypothèques : par sa date elle
fixe le rang de ces dernières, quelle que soit l'é-
poque de l'acte qui les constitue ; tandis que l'inscription du privilége, requise dans les délais de la
loi, n'a aucune influence sur le rang qu'il doit occuper, et qui est déterminé uniquement par sa cause:
ainsi, les créanciers qui demandent la séparation
des patrimoines, et qui ont inscrit dans les six
mois, conformément à l'art. 2111, auront le privilége que leur accorde cet article, nonobstant
toute inscription antérieure. Il en est de même
du cas que présente l'art. 2109.

Les expressions de l'article que nous discutons : « Les priviléges ne produisent d'effet à « l'égard des immeubles. . . . . et à « compter de la date de cette inscription. » ne veulent pas dire que l'inscription est nécessaire pour fixer le rang des priviléges , puisque leur caractère essentiel est de primer les hypothèques, même antérieures ; elles signifient seulement que l'inscription est nécessaire pour les priviléges , et qu'ils ne produisent d'effet que par cette inscription prise dans les délais ; sinon qu'ils dégénèrent en hypothèques, qui n'acquièrent de rang que par la date de l'inscription. Cette interprétation s'induit encore des autres expressions : *sous les seules exceptions qui suivent.* MM. Tarrible , 1 , 236 ; Delv. , 3 , 518. V. un arrêt de cassation du 26 janvier 1813.

Un auteur dont le nom est avantageusement connu depuis le système hypothécaire du Code, M. Persil , a émis une opinion erronnée sur l'art. que nous examinons , en disant que le créancier privilégié qui négligeait de prendre inscription dans le délai de la loi, devenait simple créancier chirographaire. L'art. 2113 dit positivement que les priviléges , dans ce cas , dégénèrent en hypothèques. M. Persil le reconnaît lui-même , en donnant ses reflexions sur ce dernier article : ainsi, il faut regarder que c'est une erreur qui lui est échappée.

2107.

Sont exceptées de la formalité de l'inscription les créances énoncées en l'art. 2101.

Comme l'inscription n'a d'autre objet que de donner de la publicité au privilége, ou à l'hypothèque, afin que les tiers puissent connaître les charges qui pèsent sur les fortunes immobilières, on a regardé que les priviléges de l'art. 2101 pouvaient être exceptés de cette formalité. Plusieurs raisons ont motivé cette exception, la première, parce que tous les créanciers ont dû compter sur ces priviléges ; la deuxième, parce que les créances qui en sont l'objet sont ordinairement modiques, et que si elles étaient trop élevées les créanciers pourraient les faire réduire.

L'exception que cet article présente ne dispense de l'inscription qu'à l'égard des créanciers ; mais en ce qui concerne les acquéreurs, les créances dont parle l'art 2101 doivent être inscrites dans la quinzaine de la transcription, parce qu'à défaut d'inscription, dans ce délai, l'acquéreur pourra se libérer, s'il ne rencontre aucune hypothèque. S'il en existe sur le registre du conservateur, et qu'il soit tenu de faire des notifications, les créanciers privilégiés de l'art. 2101, ne pourront, faute d'avoir inscrit, requérir la mise aux enchères. MM. Delv., 3, 501; Persil, 1, 183; Grenier, 2, 352.

Néanmoins, quoique les créanciers privilégiés de l'art. 2101 n'aient pas pris inscription dans la quinzaine de la transcription, ils peuvent, au respect des créanciers, inscrire jusqu'à l'ouverture de l'ordre, et se présenter pour réclamer ce qui leur est dû sur le prix de la vente. C'est l'opinion de M. Grenier, 2, 352. Nous pensons même qu'ils pourraient se présenter à l'ordre, sans avoir pris d'inscription. M. Persil, est de cet avis. T. 1, 183.

Le trésor public est-il dispensé d'inscrire le privilége que la loi du 5 septembre 1807 lui accorde pour le recouvrement des frais de justice? M. Persil le pense: t. 1, p. 183. Nous ne pouvons adopter son opinion, parce que cette loi assujettit ce privilége à l'inscription. Nous pensons également qu'on doit inscrire le privilége dont jouit la somme due pour la défense personnelle de l'accusé.

Le vendeur privilégié conserve son privilége par la transcription du titre qui a transféré la propriété à l'acquéreur, et qui constate que la totalité ou partie du prix lui est due ; à l'effet de quoi la transcription du contrat, faite par l'acquéreur, vaudra inscription pour le vendeur et pour le prêteur qui lui aura fourni les deniers payés, et qui sera subrogé aux droits du vendeur par le même contrat : sera néanmoins le conservateur des hypothèques tenu, sous peine de tous dommages-intérêts envers les tiers, de faire d'office l'inscription sur son registre des créances résultant de l'acte translatif de propriété, tant en faveur du vendeur qu'en faveur des prêteurs, qui pourront aussi faire faire, si elle ne l'a été, la transcription du contrat de vente, à l'effet d'acquérir l'inscription de ce qui leur est dû sur le prix.

Le vendeur qui n'est pas payé, et qui tient à l'exécution de son contrat, trouve dans cet art. un moyen de conserver le privilége que lui donne l'art. 2103. Mais, s'il ne tient pas à l'exécution du contrat, il peut se dispenser d'observer aucune formalité, parce que le droit de résolution tient à d'autres principes. Comme on le voit, le vendeur a deux voies, l'une qui le conduit au paiement par le moyen du privilége ; l'autre qui le fait rentrer dans sa chose par la résiliation de son engagement. V. nos observations sur l'art. 2103.

La transcription vaut inscription, dit l'art. que

nous examinons. Dans quel délai doit-on faire transcrire ? La loi ne le dit pas ; dès-lors on en doit nécessairement conclure qu'il n'y a pas, non plus, de temps fixé pour inscrire : ainsi le vendeur pourra toujours prendre une inscription, au respect des créanciers de l'acquéreur, pour conserver son privilége. M. Delv. 3, 512, est d'avis qu'il peut en prendre une jusqu'à la clôture de l'ordre.

Le vendeur, son subrogé et le prêteur de fonds, peuvent requérir la transcription, ou prendre une inscription directement, si l'acquéreur néglige de faire transcrire ; parce que la disposition de loi est établie en leur faveur. Arrêts de cassation des 6 juillet 1807 et 7 mai 1811. Sirey, 8, 1, 42; t. 11, 1, 225; autre arrêt, même recueil, 21, 1, 128; MM. Grenier, 2, 221 et Persil, 1, 186. Ils peuvent même user de ce droit, quoique la vente soit sous seing-privé. Argument tiré de l'avis du Conseil-d'Etat, du 3 floréal an 13. MM. Persil, 1, 187; Grenier, 2, 221.

Que le prix du contrat de vente soit en argent, en rente, ou en faisances, le privilége doit être conservé par une inscription d'office, ou prise directement, comme nous venons de le dire. Denevers, 1815, p. 113. M. Gren., 2, 222.

La disposition que nous discutons est commune aux ventes conditionnelles, aux échanges
et aux donations qui contiennent des charges
appréciables en argent. Dans tous ces cas, il y a
privilége à conserver. M. Gren. 2, 223. M. Persil, 1, 143, émet une opinion contraire à celle
de M. Grenier ; il pense que le donateur n'a pas
de privilége pour les charges de la donation.
Nous sommes persuadés qu'il est dans l'erreur.

Encore que la transcription vaille inscription,
néanmoins le conservateur est tenu de faire d'office une inscription, et s'il manque à ce devoir, les
tiers qui auraient pu en éprouver du préjudice
auraient leur recours sur lui. Nous disons les
tiers, parce que le vendeur ne souffre pas de
l'omission : la transcription conserve tous ses
droits. arr. de Paris du 30 août 1810. M. Persil, 1, 194.

Le conservateur doit faire gratuitement l'inscription d'office. Décision du ministre des finances
du 8 floréal an 7.

Si le contrat contient des délégations accep-
tées, le conservateur doit prendre une inscription d'office au profit des créanciers délégataires,
parce qu'alors il y a subrogation aux droits du
vendeur ; mais si la délégation n'est pas accep-

tée, c'est une simple indication qui ne transmet pas la créance, et l'inscription d'office doit être prise au profit du vendeur. MM. Gren., 2, 225; Delv., 3, 514. Les créanciers délégataires qui ont accepté priment les créanciers chirographaires, parce que les créances déléguées passent sur leur tête.

Le conservateur des hypothèques doit se conformer à l'art. 2148, pour les formalités de l'inscription qu'il doit prendre d'office. Persil, 1, 201; cependant il n'est pas tenu d'élire domicile; Delv., 5, 516. L'erreur qu'il commettrait dans l'inscription ne la ferait pas annuler, parce que la transcription vaut inscription : seulement si cette erreur eût porté préjudice aux créanciers, il serait responsable envers eux. M. Persil, quest. hyp. T. 1, 93, 94.

Le conservateur n'est pas tenu de renouveler l'inscription dans les dix ans. Avis du Conseil-d'État, du 22 janvier 1808.

Si le vendeur, en prennant une inscription directement, disait qu'il la prend pour conserver l'hypothèque qui résulte de son contrat de vente dont il énoncerait la date, s'exposerait-il par cette erreur, à voir annuler son inscription ? Non, l'erreur serait trop évidente pour qu'elle eût pu tromper les créanciers. V. M. Persil, t. 1, p. 193.

Le vendeur peut-il dispenser le conservateur
des hypothèques de prendre une inscription d'office ? M. Persil, 1, 195, en relevant l'opinion
de M. Hua, a pensé la négative. Les raisons qui
ont porté M. Persil à se décider contre l'opinion
de M. Hua sont évidemment erronées. L'inscription d'office est purement dans l'intérêt du vendeur,
et comme il est de principe que nous pouvons renoncer aux droits qui sont établis en notre faveur,
le vendeur peut abandonner le bénéfice de l'inscription d'office. Les tiers ne peuvent en souffrir,
parce que le défaut d'inscription ne pourra jamais
leur porter préjudice. Les créanciers du vendeur
n'éprouveront non-plus aucun tort, parce qu'ils
peuvent eux-mêmes conserver leurs droits.

La loi n'accorde de privilége qu'au vendeur ;
l'acquéreur n'en a point pour la garantie de la
vente. S'il veut une assurance, il peut faire consentir une hypothèque. M. Persil, 1, 199.

Dans le cas de revente, le vendeur doit inscrire
dans la quinzaine de la transcription du deuxième
contrat ; sinon il perd ses droits au respect du
sous-acquéreur. Voir nos observations sur l'art.
2103.

Le vendeur conserve son privilége sur l'immeuble qu'il a vendu, quoique l'acquéreur soit
tombé en faillite. M. Persil, 1, 206.   8

> Le cohéritier ou copartageant conserve son privi
> lége sur les biens de chaque lot ou sur le bien licité,
> pour les soulte et retour de lots, ou pour le prix de
> la licitation, par l'inscription faite à sa diligence,
> dans soixante jours, à dater de l'acte de partage ou
> de l'adjudication par licitation ; durant lequel temps
> aucune hypothèque ne peut avoir lieu sur le bien
> chargé de soulte ou adjugé par licitation au préjn-
> dice du créancier de la soulte ou du prix.

Ainsi que nous l'avons dit sous l'art. 2103, n°. 3, l'expression de la loi accorde un privilége à tout copartageant, soit héritier, soit associé, soit propriétaire indivis, parce que dans tous ces cas le droit est le même. Art. 1476, 1872.

La licitation est un mode de partage ; le colici-tant devait donc jouir du privilége que lui accorde cette disposition. V. l'art. 883 et le répertoire de Merlin, v°. licitation.

Dès qu'il s'agit de la conservation d'un privi-lége, il n'est pas nécessaire d'avoir un acte authentique pour prendre une inscription ; il suffit d'un acte sous seing-privé, parce que le droit naît de la créance : l'acte sert seulement à justifier ce droit. Basn. Chap. 6 ; Chabot, 674 ; Tarr., 1, 256.

Cet article ne parle que du privilége pour soulte, retour et prix de licitation : en doit-on conclure que la loi refuse tout moyen de conserver le privilége qu'elle donne dans son article 2103 pour la garantie des partages ? Non , parce que ce serait la supposer inconséquente ; elle a parlé dans la disposition que nous avons sous les yeux de l'intérêt le plus pressant , le plus important , du moins en apparence ; mais il est dans sa pensée, dans son esprit, d'accorder à tous les cas de privilége résultant d'un partage , le moyen de conservation donné par le présent article. V. MM. Persil, 1, 208 ; et Gren. , 2, 248.

Lorsqu'il y a licitation , si c'est un étranger qui s'est rendu adjudicataire , les licitans sont de véritables vendeurs, et leur privilége est celui de l'art. 2108 : l'art. 2109 leur devient étranger, parce qu'il est fait pour les copartageans ou colicitans, à leur respect seulement. MM. Persil, 1, 214 ; et Gren. 2, 248.

Le privilége du copartageant, ou colicitant, se conserve par une inscription , dit la loi: donc la transcription qui serait faite des lots (à la vérité sans utilité), ou de l'acte de licitation , si l'adjudicataire était un colicitant , ne vaudrait pas inscription , comme dans le cas de vente, parce que le mode de conservation du privilége n'est pas le même. MM. Tarr. 1, 256 ; Gren. 2, 245.

L'inscription doit être prise dans les deux mois

à partir du jour du partage ; et encore que l'acte
fût sous seings-privés, et qu'il n'eût été enregistré
que huit jours avant l'inscription , ce serait toujours de la date de l'acte , parce que les créanciers
du copartageant s'emparant de cet acte , pour
faire valoir leurs droits , doivent le prendre avec
sa date. MM. Tarr. 1 , 257 ; Persil , 1 , 211.

La vente faite par le partageant , et la transcription du contrat de vente , n'abrègent pas le
délai de 6o jours ; de sorte que le copartageant
ou colicitant, pourrait inscrire après la quinzaine,
s'il était encore dans le délai ; seulement s'il veut
surenchérir, il doit inscrire dans les quinze jours :
ainsi , on remarque que le copartageant a 6o jours
au respect des créanciers de ses copartageans , et
quinze jours de la transcription , au respect de
l'acquéreur, pour qu'il lui fasse la notification dont
parle l'art. 834 du Code de procédure. MM.
Grenier , 2 , 246 ; Persil , 1 , 213. Au surplus,
voir ce que nous avons dit p. 105.

Si le copartagent ne prend point d'inscription
dans le délai , son privilége dégénère en hypothèque , conformément à l'art. 2113.

Si le copartageant est mineur , c'est le tuteur
qui doit inscrire ; si c'est une femme, l'inscription doit être prise par le mari , à moins qu'elle

ne fût séparée de biens ; dans ce cas, elle serait prise par elle. Art. 1428, 1449 et 1536.

L'inscription prise en vertu de l'art. 2169 doit être renouvelée dans les dix ans. M. Gren. 2, 250.

Le privilége résultant de la garantie des partages présente des inconvéniens, en gênant le mouvement des propriétés dans la main des héritiers. Si l'éviction n'était pas probable, la justice pourrait ordonner main-levée de l'inscription, ou la restreindre. M. Grenier, 2. 252.

Les filles Normandes ont été obligées d'inscrire, depuis la loi de brumaire, pour conserver leurs légitimes. Denevers, 1823, 1, 37 ; Sirey, 23, 1, 194.

Nous avons fait quelques observations sous l'art. 2103, n°. 3, qui sont communes à l'article que nous discutons. Il est bon d'y recourir.

2110.

Les architectes, entrepreneurs, maçons et autres ouvriers employés pour édifier, reconstruire ou réparer des bâtimens, canaux ou autres ouvrages, et ceux qui ont, pour les payer et rembourser, prêté les deniers dont l'emploi a été constaté, conservent, par la double inscription faite, 1°. du procès-verbal qui constate l'état des lieux, 2°. du procès-verbal de réception, leur privilége à la date de l'inscription du premier procès-verbal.

La loi ne fixe pas de délai pour l'inscription des

procès-verbaux ; de son silence M. Tarrible a inféré que le privilége des entrepreneurs avait été assimilé, par le législateur, au privilége du vendeur, et que l'inscription pouvait se faire tant que la propriété était dans la main du débiteur. T. 1 ,259. Depuis le Code de procédure l'inscription des procès-verbaux a pu se faire jusqu'à la transcription du contrat de vente. M. Gren., 2 , 256 ; selon M. Persil , le premier procès-verbal devrait être inscrit avant le commencement des travaux. Ce n'est pas une opinion formelle qu'il émet, c'est un conseil qu'il donne.

Si les travaux n'étaient pas terminés avant la vente, il suffirait d'inscrire le premier procès-verbal, sauf à faire inscrire le second après les travaux. M. Gren. 2 , 256.

L'inscription des procès-verbaux conserve le droit des prêteurs, sans qu'ils soient obligés de requérir l'inscription de l'acte constatant le prêt et l'emploi : l'article est textuel. Les prêteurs de deniers ne sont astreints qu'à la seule inscription des deux procès-verbaux. La loi ne parle point de l'acte de prêt. On ne peut obliger à une formalité qu'elle ne prescrit pas. La raison du législateur a été que les droits des prêteurs se confondent par la subrogation avec ceux des en-

trepreneurs. MM. Tarr. 1, 259; Gren., 2, 256.
Nos observations sur le n°. 4, de l'art. 2103;
sont utiles à consulter. Nous y renvoyons.

2111.

Les créanciers et légataires qui demandent la séparation du patrimoine du défunt, conformément à l'art. 878, au titre des successions, conservent, à l'égard des créanciers, des héritiers ou représentans du défunt, leur privilége sur les immeubles de la succession, par les inscriptions faites sur chacun de ces biens dans les six mois, à compter de l'ouverture de la succession.

Avant l'expiration de ce délai, aucune hypothèque ne peut être établie avec effet sur ces biens par les héritiers ou représentans, au préjudice de ces créanciers ou légataires.

Les engagemens sont déterminés par la confiance qui, elle-même, repose sur la solvabilité apparente des personnes. Les biens sont les premiers élémens de la solvabilité; aussi sont-ils le gage des créanciers : ils doivent donc espérer pouvoir se venger sur la fortune entière de leurs débiteurs : de là le premier motif de la séparation des patrimoines. Il y en a un autre, c'est que l'héritier ne peut prétendre aux biens, qu'à la charge de payer les dettes du défunt : *bona non intelliguntur, nisi deducto ære alieno.* Ses créan—

ciers personnels ne peuvent avoir plus de droits qu'il n'en a lui-même ; ils ne doivent donc être payés sur les biens de la succession qu'après les créanciers du défunt. Les légataires tenant aussi leurs droits de ce dernier, doivent être satisfaits avant eux.

Succéssions ouvertes avant le Code.

La séparation des patrimoines nous venait du droit romain. Liv. 42, ff, tit. 6 ; liv. 7 au Code, tit. 72. Elle avait été adoptée par la jusrisprudence française avec quelques modifications. Les lois romaines fixaient un délai de cinq ans pour la demander. Notre ancien droit n'ayant déterminé aucun temps, elle était accueillie tant que les biens pouvaient se reconnaître. Lebrun, liv. 4, chap. 2, section 1re., n°. 24 ; Poth. Cont. D, p. 614. Les parlemens dans les derniers temps, admettaient la prescription de trente ans. Sirey, 16, 1, 157. Nous pensons qu'elle ne pouvait s'acquérir que par 40 ans, sous la coutume de Normandie.

La loi de brumaire an 7 n'a point obligé les créanciers et légataires à prendre une inscription pour conserver leur droit de préférence ; ils n'étaient astreints à aucune formalité pour le faire valoir. Peut-on appliquer l'art. 2111 du Code aux successions ouvertes sous les anciennes lois et sous la loi de brumaire ? Non, parce que ce serait donner un effet rétroactif à cette disposition de loi. Cinq arrêts de cassation ont ainsi jugé. Sirey, 6, 1, 193 et 403; t. 10, 1, 34; t. 12, 1, 365; tome 16, 1, 137. Quelques arrêts de Cours souveraines ont décidé le contraire; mais on a lieu d'espérer que la Cour de cassation a fixé la jurisprudence.

Un des arrêts de cassation que nous avons indiqués dans Sirey, 10, 1, 34, a jugé que les créanciers qui, dans le procès-verbal d'ordre, ont requis la préférence, sans demander la séparation des patrimoines, peuvent former cette demande sur l'appel du jugement d'ordre; l'arrêt rapporté, t. 16, 1, 137, a décidé dans le même sens.

Ainsi, il faut tenir, tant que la Cour de cassation ne déviera pas des principes qui, sur ce point, l'ont dirigée, que les créanciers des successions ouvertes avant le Code, peuvent toujours demander la séparation des patrimoines, encore qu'ils n'aient point inscrit, pourvu qu'il n'y ait point prescription, novation, confusion dés biens, ou aliénation suivie de paiement, toutefois effectué après le délai de quinze jours de la transcription.

Quels créanciers peuvent la demander.

Tous les créanciers hypothécaires et chirographaires peuvent réclamer le bénéfice de la loi. Elle ne fait pas de distinction entr'eux. L'une et l'autre classe de créanciers peuvent avoir besoin de cette faveur ; les hypothécaires dans plusieurs cas : 1°. Si leurs inscriptions étaient postérieures à celles des créanciers de l'héritier ; 2°. Si elles étaient susceptibles d'être querellées; 3°. Si ces créanciers n'avaient qu'une hypothèque spéciale dont ils craignissent l'insuffisance ; les chirographaires, parce que c'est un moyen de leur assurer le gage sur lequel ils avaient dû nécessairement compter. C'était principalement pour eux, dans l'ancien droit, que ce bénéfice avait été introduit. V. Lebrun, liv 4. Chap. Sect. 1re.

L'héritier en partie du défunt peut demander la séparation de biens pour ce qui lui est dû par la succession, sa part dans la dette déduite. Lebrun, au lieu cité.

On peut la demander pour toutes créances,

exigibles, ou non, conditionnelles ou pures et simples, sauf les droits des créanciers de l'héritier, si, d'après l'événement, il n'existe point de créance. Art. 1180.

On peut réclamer ce bénéfice dans le cas où le débiteur principal devient héritier de la caution, parce que les biens de la caution peuvent présenter une plus grande garantie que ceux de l'héritier. Domat, liv. 3, tit. 2, sect. 1ere.

Nous avons dit que la novation enlevait la faculté de demander la séparation des patrimoines. La Cour de cassation a décidé qu'il y avait novation dans une espèce où le créancier, dans un titre nouvel, que lui avait donné l'héritier, avait converti en rente des créances exigibles. Denevers, 1815, p. 42.

La confusion des patrimoines n'empêche leur demande en séparation, qu'autant qu'elle est générale : si elle n'est que partielle, la demande en séparation peut être formée relativement aux biens dont il n'y a pas eu confusion : Sirey, 16, 1, 157. La confusion existe, lorsque les biens de la succession et ceux de l'héritier ont été vendus en justice par un seul et même prix. M. Gren., 2, 290.

Délais et formalités à observer.

La séparation des patrimoines est un privilége, et comme tel elle a été assujettie au système de publicité qui est un des principaux fondemens de la législation hypothécaire. Pour conserver ce privilége la loi exige deux choses.

Inscription dans les six mois de l'ouverture de la succession.

Demande en distinction des biens, formée dans le même délai.

Ces deux mesures conservatoires sont de rigueur, tellement que l'inobservation de l'une d'elles entraînerait la déchéance du droit : peu importe laquelle précède l'autre, pourvu qu'elles aient été prises dans les six mois. MM. Merlin, rép. aux mots *séparation de patrimoines*, § 3, n°. 6; et Grenier, 2, 290, 291, 293.

En quoi la demande consiste-t-elle? Elle a pour objet de faire déclarer par la justice que tels immeubles, désignés par nature, contenance approximative, et situation, échus à Pierre et à Paul, de la succession de Joseph, demeureront distincts et séparés de leurs biens, pour continuer d'être le gage des créanciers qui ont formé la demande, à l'exclusion des créanciers de l'héritier. Nous ne voyons nulle part une forme de demande ; mais elle ne peut être conçue d'une autre manière, surtout pour les créances à termes, ou non exigibles, comme les rentes.

Je me rappelle avoir formé une pareille demande, il y a douze ans, devant un tribunal de première instance ; mais je plaidai dans le désert. Cela arrive souvent aux avocats, lors même qu'ils parlent les principes les plus purs.

On a éprouvé quelque difficulté pour concilier les art. 880 et 2111 ; mais M. Merlin en a expliqué le sens, et a démontré que ces deux dispositions de loi pouvaient recevoir chacune leur application. Il a d'abord observé que les art. 878 et 880, consacraient le droit de la séparation des patrimoines, abstraction faite de tout privilége, et de toute hypothèque ; puis examinant l'art. 2111, il y a vu le moyen de conserver le droit accordé par l'art. 878, et de le conserver particulièrement au respect des créanciers hypothécaires de l'héritier : ainsi, dit M. Merlin, les créanciers du défunt ne pourront exiger la séparation des patrimoines envers les *créanciers hypothécaires* de l'héritier, s'ils n'en forment la demande dans les six mois du décès, et n'inscrivent dans le même délai.

Mais si les créanciers personnels de l'héritier sont chirographaires, ou si, étant hypothécaires, ils n'ont pas pris d'inscription, à moins que leurs hypo. thèques ne fussent légales, les créanciers du défunt pourront, même sans avoir pris d'inscription, demander la séparation des patrimoines, tant que les biens existeront dans la main de l'héritier, ou que le prix lui en sera dû. On ne peut opposer de prescription; les termes du Code, art. 880, ne le permettent pas. La législation a suivi l'ancien droit. V. p. 120.

En résumé, l'art. 880 reçoit son application, si les créanciers de l'héritier sont chirographaires, ou si, étant hypothécaires, ils n'ont pas inscrit.

Et l'art. 2111 a pour objet d'empêcher les créanciers hypothécaires de l'héritier, qui auraient des inscriptions, d'acquérir des droits sur les biens de la succession, au préjudice de tout créancier de cette succession, même des créanciers chirographaires. MM. Merlin, rép. aux mots *séparation de patrimoines* §. 3, n°. 6; Chabot, sur l'art. 880; Gren., 2, 291.

On doit observer que l'article 834 du Code

de procédure a rapporté une modification à l'art.
2111, au respect des acquéreurs, en obligeant
les créanciers ayant privilége sur des immeubles,
à inscrire dans la quinzaine de la transcription,
ce qui s'applique à la séparation des patrimoines :
ainsi le créancier de la succession, qui veut conserver le privilége de la séparation des biens,
doit inscrire dans la quinzaine de la transcription, encore que le délai de six mois que la
loi lui donne, au respect des créanciers de l'héritier, soit loin d'être expiré. M. Grenier, 2,
293.

L'inscription dans la quinzaine donnera encore
au créancier le droit de surenchérir. Argument
tiré de ce que dit M. Grenier, 2, 246, 353.

Quoique le délai de six mois soit expiré, le
créancier du défunt pourra encore inscrire au
respect de l'acquéreur, dans la quinzaine de la
transcription. M. Persil, 1, 219.

Mais le défaut d'inscription dans la quinzaine
n'enlève pas le privilége au respect des créanciers de l'héritier, et si l'acquéreur n'a pas payé
après la transcription, les créanciers de la succession pourront toujours, dans le délai de six
mois, demander la séparation des patrimoines,

qui aura pour objet le prix de la vente, et ils seront préférés, sur ce prix, même aux créanciers hypothécaires de l'héritier qui auraient pris des inscriptions dans la quinzaine. MM. Gren., 2, 287; et Chabot, sur l'art. 880.

L'observation des formalités prescrites par l'art. 2111, par l'un des créanciers, ne profite pas aux autres. M. Gren., 2, 293, 297.

Le bénéfice d'inventaire opère la séparation des patrimoines. MM. Guichard, 4, 55; Gren. 2, 294; arrêt de Paris du 20 juillet 1811; néanmoins, nous conseillons d'inscrire, parce que l'héritier pourrait renoncer au bénéfice d'inventaire et vendre les biens. L'inscription peut avoir lieu nonobstant l'art. 2146. M. Delv. 2, 307.

Les créanciers chirographaires ne peuvent, en prenant des inscriptions sur des condamnations obtenues depuis l'ouverture d'une succession, acquérir plus de droits que les autres créanciers non-inscrits, parce que le décès du débiteur a fixé ceux de tous les créanciers de cette classe. Arrêts de cassation; Sirey, 1819, 1, 131; M. Gren. 1, 269.

Mais les créanciers hypothécaires pourront inscrire après le décès, et acquérir des droits sur les autres créanciers non-inscrits, nonobs-

tant la demande en séparation de patrimoines.
M. Gren., 1, 269.

On doit dire ici que l'hypothèque que le créancier a contre la succession, ne porte pas sur les
biens de l'héritier. Poth. C. D., tit. 20, n° 20.
MM. Gren., 1, 270, 355; et Persil, 1, 295;
Arrêt de cassation du 3 décembre 1816 (Sirey,
17, 1, 189); Arrêt de la Cour royale de Caen,
du 4 février 1822 (Denevers, même année,
supplément, p. 115). Il en était autrement sous
la coutume de Normandie. Basnage, p. 8 et 10.

Comme il s'agit d'un privilége, on peut inscrire en vertu d'un acte sous seings-privés et
d'un testament olographe, même d'un testament
passé en pays étranger. M. Gren. 2, 276, et
lors même que le testament serait attaqué comme
faux. Le même, p. 178.

Les créanciers qui ont inscrit avant l'ouverture de la succession, n'ont pas besoin d'inscrire
dans les six mois: leurs inscriptions conservent
leurs droits; il suffit qu'ils demandent la séparation des patrimoines dans ce délai. M. Persil,
1, 219.

Le légataire qui prend une inscription dans les
six mois, prime-t-il les créanciers qui n'en ont
pas pris? Oui, selon M. Persil, 1, 221. Nous

sommes de son avis, s'il y a des créanciers de l'héritier qui, par leurs inscrpiptions, enlèvent une partie de la succession, au détriment des créanciers qui n'ont pas observé l'art. 2111.

Les biens donnés aux héritiers par avancement de succession ne sont pas compris dans ceux dont les créanciers ont le droit de demander la séparation; ils sont hors de la succession : le rapport ne s'en fait que fictivement et dans l'intérêt seulement des cohéritiers. Art. 857; Poth. successions, chap. 5, art. 4.

Les créanciers de la succession qui ont conservé le bénéfice de la séparation des patrimoines, et qui n'ont pas été entièrement payésavec les biens de la succession, peuvent-ils venir sur les biens de l'héritier, en concours avec les créanciers de ce dernier ? MM. Chabot, sur l'art. 878 ; et Gren., 2, 299, pensent l'affirmative.

2112.

Les cessionnaires de ces diverses créances privilégiées, exercent tous les mêmes droits que les cédans, en leur lieu et place.

Entre cessionnaires d'une créance, ou d'une rente divisée, il n'y a pas de préférence : leurs droits sont égaux, parce qu'ils ont même source,

même cause, même titre ; sous tous ces rap-
ports ils doivent venir en concurrence. C'est ce
que la Cour de cassation a décidé le 4 août 1817.
Sirey, 17, 1, 373; M. Gren., t. 2, 7.

Si le cédant n'a transporté que moitié de sa
créance, le cessionnaire viendra-t-il avant lui ?
Non, s'il n'y a pas stipulation à cet effet. C'est
un des motifs de l'arrêt que nous venons de citer.
Estienne a émis l'opinion contraire, p. 75. Mais
si le cessionnaire n'a pas de préférence sur le
cédant, il peut agir en garantie et exercer l'effet
de son recours sur le surplus de la créance, seulement dans la mesure de l'art. 1694.

La stipulation de préférence ne sufirait pas
encore selon nous : il faudrait que le cessionnaire
se fit remettre les titres, parce que la préférence
qui lui serait donnée tiendrait du gage, et cette
remise opérerait la saisine de la portion donnée
en garantie. M. Toullier, t. 7, p. 234.

2113.

Toutes les créances privilégiées soumises à la formalité de l'inscription, à l'égard desquelles les conditions ci-dessus prescrites pour conserver le privilége, n'ont pas été accomplies, ne cessent pas néanmoins d'être hypothécaires; mais l'hypothèque ne
date, à l'égard des tiers, que de l'époque des ins-

criptions qui auront dû être faites, ainsi qu'il sera ci-après expliqué.

La loi accordant une préférence à certains créanciers favorables, a prescrit des formalités, dans l'intérêt des tiers, pour que ces créanciers fassent connaître leurs droits dans les délais qui ont été jugés convenables selon la qualité de la créance et la position de chaque créancier. Elle a attaché à l'inobservation de ces formalités la déchéance du droit.

Ainsi, les créanciers privilégiés qui négligent de se conformer à la loi, renoncent par cela même au bénéfice qu'elle a introduit en leur faveur.

Néanmoins leurs priviléges dégénèrent en hypothèques qui ne datent, à l'égard des tiers, que de l'époque des inscriptions : les créances devenant hypothécaires, on peut les inscrire, quoiqu'elles résultent d'actes sous seings-privés. M. Tarrible a émis l'opinion contraire : il a pensé que le créancier chirographaire, qui perdait son privilége, ne devenait pas hypothécaire. C'est une erreur qui est échappée à cet auteur estimé. Le privilége se change en une hypothèque légale, puisque c'est la loi qui la donne. MM. Persil, sur l'art. ; Delv. 3, 510.

On doit remarquer que l'hypothèque ne frappe que sur les mêmes biens qui étaient soumis au privilége. M. Tarrible, 1, 269.

Le vendeur n'étant point obligé d'inscrire dans un délai, et la transcription valant inscription, son privilége ne peut dégénérer en hypothèque. M. Tarr., 1, 270.

Il y a une dernière observation à faire, c'est que les créanciers cédulaires d'une succession, qui n'ont pas demandé la séparation des patrimoines, ne deviennent hypothécaires qu'à l'égard des créanciers de l'héritier ; car relativement aux créanciers de la succession, ils ne peuvent acquérir d'hypothèque. Voir l'arrêt de cassation, du 19 août 1818 (Sirey, 19, 1, 131) et supra p. 128.

CHAPITRE III.

Des hypothèques.

2114.

L'hypothèque est un droit réel sur les immeubles affectés à l'acquittement d'une obligation.

Elle est, de sa nature, indivisible, et subsiste en entier sur tous les immeubles affectés, sur chacun, et et sur chaque portion de ces immeubles.

Elle les suit dans quelques mains qu'ils passent.

L'hypothèque donne dans les biens le *jus in re*

Ce droit ne déplace pas la propriété ; mais il l'affecte et l'embarrasse au point qu'elle ne peut passer dans une autre main qu'à la charge de ce droit qui tend au paiement de l'obligation.

De ce que l'hypothèque est un droit réel, il en faut conclure qu'elle se règle par la loi du lieu où l'on veut l'exercer.

Elle est indivisible : c'est une espèce de solidarité qui frappe chaque portion du bien effecté : c'est ce qui a fait dire à **M.** Grenier que la solidarité est hypothécaire, comme elle est personnelle. T. 1er., 352.

L'hypothèque est indivisible : de là la conséquence que la vente d'une portion de l'immeuble sur lequel elle repose donne lieu au paiement de l'obligation entière et la rendrait même exigible, si elle n'était pas encore échue, ou s'il s'agissait d'une rente. Arrêt de cassation du 9 janvier 1810 ; MM. Persil, sur l'art., et Grenier, 2, 69 ; il en était de même sous l'édit de 1771.

Cependant, si l'hypothèque est générale, comme si elle était ancienne, ou si elle est légale, ou judiciaire, la vente d'une portion des biens du débiteur ne rend pas les capitaux exigibles, au moins à l'égard de ce dernier, surtout s'il reste assez de biens dans ses mains pour l'acquittement de l'obligation. M. Persil, sur l'art. Cette opinion peut s'étayer de l'art. 2161.

Le créancier de rente viagère qui a une hypothèque sur des biens situés dans plusieurs arrondissemens, peut-il se faire colloquer successivement dans chacun des arrondissemens pour le capital de sa rente? Non, la vente fixe les droits de tous les créanciers ; celui qui a une rente viagère ne peut espérer que le placement du capital de sa rente, ou le service des arrérages. Arrêt de la Cour de Paris du 31 juillet 1813 ; Journal du Palais, 1814, t. 1, p. 506 ; MM. Persil, sur l'art. ; Gren., 1, 594.

On ne peut ordonner, contre l'opposition des créanciers, que l'acquéreur conservera le capital de la rente viagère ; les créanciers, au contraire, peuvent le toucher en donnant des sûretés pour le service de la rente. M. Gren., 1, 592, 596.

Lorsque dans un ordre il se présente des créanciers avec hypothèques générales et des créanciers avec hypothèques spéciales sur quelquesuns des immeubles, les biens affectés aux hypothèques spéciales doivent contribuer au paiement des hypothèques générales qui sont antérieures, et cela d'après la date des inscriptions, en com-

mençant par la plus récente. La contribution doit
se faire de manière à laisser le bénéfice de la priorité à l'hypothécaire spécial le plus ancien. Voir
un arrêt de cassation, du 16 juillet 1821 (Sirey,
21, 1, 360). M. Grenier, 1, 390. Voir aussi
nos observations sur l'art. 2192.

2115.

**L'hypothèque n'a lieu que dans les cas et suivant
les formes autorisées par la la loi.**

Tous les créanciers ont naturellement un
droit égal sur les biens de leur débiteur. Le
droit de suite et la préférence accordée au créancier hypothécaire , sont des attributs qui
sortent de la règle commune, et qui ne pouvaient être donnés à l'hypothèque , sans de justes
causes. Aussi la loi a-t-elle déterminé les cas où
elle pouvait avoir lieu , et réglé les formes nécessaires pour la constituer.

L'article, dans son premier membre, entend
parler des hypothèques légales : il fallait nécessairement les faire connaître ; c'est ce que la
loi fait par la suite. Dans son second membre,
il s'agit des hypothèques judiciaires et conventionnelles. Ces dernières particulièrement sont

assujetties à des formes qui ont été établies dans l'intérêt des tiers.

2116.

Elle est ou légale, ou judiciaire, ou convention-nelle.

La loi désigne dans cet article les trois espèces d'hypothèques qu'elle reconnaît.

2117.

L'hypothèque légale est celle qui résulte de la loi.

L'hypothèque judiciaire est celle qui résulte des jugemens ou actes judiciaires.

L'hypothèque conventionnelle est celle qui dé-pend des conventions, et de la forme extérieure des actes et des contrats.

Ces définitions succinctes font connaître les ca-ractères des différentes hypothèques dont l'art. précédent vient de parler.

2118.

Sont seuls susceptibles d'hypothèques :

1°. Les biens immobiliers qui sont dans le com-merce, et leurs accessoires réputés immeubles ;

2°. L'usufruit des mêmes biens et accessoires pendant le temps de sa durée.

L'objet de l'hypothèque est d'assurer le paiement des obligations. Souvent on a recours à la vente des biens hypothéqués pour arriver à ce but : puisque c'est sur le prix des biens que l'on obtient ce paiement, il faut que l'hypothèque repose sur ceux qui sont dans le commerce.

Les accessoires des immeubles ne sont immeubles eux-mêmes qu'autant qu'ils font partie des biens auxquels ils sont attachés ; donc ils ne sont pas susceptibles d'hypothèques séparément, et qu'ils ne sont affectés que parce que l'objet principal l'est. MM. Delv. 3 , 522 ; Tarrible, 1 , 294.

Les servitudes ne peuvent recevoir isolément l'impression de l'hypothèque, parce qu'elles sont inhérentes au fonds dominant, et ne peuvent en être séparées sans s'évanouir.

On peut hypothéquer ;

1°. Un immeuble dont on a été dépossédé par violence ;

2°. Les biens d'une succession que l'on réclame;

3°. L'immeuble qui est l'objet d'une action en rescision pour cause de lésion, ou d'une action en réméré ; mais on ne peut hyhothéquer l'action elle-même, parce qu'elle n'est qu'un droit incorporel.

L'affectation, dans tous ces cas, est subordonnée

au résultat de l'action. MM. Tarrible, 1, 292 ; Delv., 5, 523. Si le débiteur n'exerce pas l'action, le créancier pourra user du droit que lui donne l'art. 1166.

D'après l'article que nous discutons, il semblerait qu'il n'y aurait que les immeubles corporels qui seraient susceptibles d'hypothèques; cependant l'art. 2181, qui y est en corrélation, parle de droits réels, ce qui fait nécessairement supposer qu'il en existe qui sont soumis à l'hypothèque. M. Gren. désigne comme tels un droit d'usage limité, le droit de faire moudre tant de blé à un moulin. T. 1, 297.

On doit faire observer que cet auteur ne limite pas positivement ce droit ; mais qu'il a été dans sa pensée de le faire ; car un droit d'usage non-limité est un droit personnel inaliénable, et par conséquent insusceptible d'hypothèque. V. M. Toullier, 6, 450.

L'emphythéose ne peut recevoir l'empreinte de l'hypothèque. M. Grenier, 1, 307 ; M. Persil est d'avis contraire, t. 2, 254.

L'hypothèque sur un usufruit est subordonnée au droit de l'usufruitier : ainsi, le créancier ne pourra faire vendre que l'usufruit. Si l'usufruitier acquiert la nue propriété, l'hypothèque n'étendra point son assiette ; elle demeurera sur l'usufruit. M. Grenier, 1, 610.

Mais l'hypothèque qui porte sur la nue propriété, frappe la pleine propriété au moment de l'extinction de l'usufruit, soit par décès, soit par acquisition. Le même, p. 1, 308.

Les biens érigés en majorats ne peuvent être hypothéqués; ils sont hors du commerce. Loi du 1er. mars 1808.

D'après l'article 7 du décret du 16 janvier 1808, les actions de la banque de France peuvent être immobilisées, par une déclaration faite dans la forme prescrite pour les transferts, et une fois immobilisées, elles sont succeptibles d'hypothèques.

Rentes.

Les anciennes rentes ont été mobilisées par les lois des 29 décembre 1790, tit. 5 et 6; et 11 brumaire an 7, art. 7; néanmoins ces deux lois conservèrent les hypothèques qui frappaient sur ces objets incorporels, considérés autrefois comme immeubles fictifs, et autorisèrent les créanciers à conserver leurs droits sur ces rentes. Le Code a respecté ces dispositions. Voir MM. Chabot, quest. transitoires. T. 2, p. 70; Grenier, 1, 558: ainsi, on peut toujours prendre des inscriptions sur les anciennes rentes, pour conserver les hypothèques qui les avaient frappées.

A quelle époque les rentes ont-elles cessé d'être susceptibles d'hypothèques ? Ce n'est qu'à l'époque de la loi du 11 brumaire an 7 : à la vérité la loi de 1790 les avait bien mobilisées ; mais c'était pour en autoriser le rachat. V. l'art. 7 de la loi de brumaire et Sirey, 7, 1, page 496.

2119.

Les meubles n'ont pas de suite par hypothèque.

On vient de voir par l'article précédent que les meubles ne sont point susceptibles d'hypothèques. La disposition que nous avons sous les yeux, ne peut donc avoir pour objet que les meubles qui sont affectés à un privilége, aux termes des art. 2101 et 2102 , ou ceux qui sont immeubles par destination et qui sont grevés d'hypothèques accessoirement : ainsi, selon cet art., dès que les meubles affectés de priviléges, ou d'hypothèques, comme accessoires d'immeubles, sont sortis des mains du débiteur, ils ne peuvent être saisis dans la main des tiers où ils sont entrés par suite de vente. MM. Tarr. 1 , 298 , et Delv. 3, 524.

La loi n'a apporté qu'une exception à cette règle, et cette exception a été établie dans l'intérêt des locateurs. V. l'art. 2102 , n°. 1er.

2120.

Il n'est rien innové par le présent code aux dispositions des lois maritimes concernant les navires et bâtimens de mer.

Voir les art. 190 et suivans du Code de commerce.

SECTION Ire.

Des hypothèques légales.

2121.

Les droits et créances auxquels l'hypothèque légale est attribuée, sont :

Ceux des femmes mariées, sur les biens de leur mari ;

Ceux des mineurs et interdits, sur les biens de leur tuteur ;

Ceux de la nation, des communes et des établissemens publics, sur les biens des receveurs et administrateurs comptables.

Sous la loi du 11 Brumaire an 7, la femme avait une hypothèque légale, mais qui n'avait de rang que du jour de l'inscription. Si elle n'inscrivait pas, son hypothèque était inerte ; si elle laissait prendre des inscriptions aux créanciers de son mari, elle était primée par eux.

Le Code traite la femme plus favorablement ; il lui donne une hypothèque légale, indépendante de l'inscription , qui produit son effet du jour de la célébration du mariage. Art. 2135. A la vérité le mari est tenu de rendre publique l'hypothèque légale de sa femme ; mais son obligation n'est prescrite que dans l'intérêt des tiers. Voir l'art. 2156.

La femme, devenue veuve sous la loi de brumaire an 7 , qui n'avait pas encore inscrit lors de la promulgation du Code, n'a pu jouir de la faveur dont il a entouré l'hypothèque légale, en lui faisant produire effet sans inscription ; la veuve, ou ses héritiers ont dû , comme sous la loi de brumaire , inscrire pour conserver leurs reprises. Arrêt de cassation, des 7 avril 1813 ; 5 décembre 1814, et 20 mai 1817 ; Sirey, 13, 1, 305 ; 15, 1, 223 ; 17, 1, 250.

Encore qu'il n'y ait point de contrat de mariage, la femme a une hypothèque légale pour les apports qu'elle justifie ; ce n'est pas le contrat qui donne cette hypothèque, c'est la qualité de femme : de là la conséquence que le mariage contracté en pays étranger, par des français, l'engendrerait. Basn. p. 30. Il n'en serait pas de même d'étrangers, mariés dans leur pays, qui viendraient demeurer en France; la femme, dans ce cas, n'aurait pas d'hypothèque sur les biens que son mari aurait acquis dans ce pays, parce que l'hypothèque est de droit civil; cependant si des traités réciproques entre les deux puissances accordaient ce droit, la femme étrangère en jouirait.

L'hypothèque légale s'applique indifféremment à toutes les créances des femmes, sous quelque régime qu'elles soient mariées, et dans toutes les modifications dont ces régimes sont susceptibles. Ainsi, la clause d'exclusion de communauté, celle de la séparation des biens, celle par laquelle la femme mariée sous le régime dotal réserve des paraphernaux, n'empêchent pas que la femme ne jouisse de l'hypothèque légale, même à l'égard des créances relatives aux biens exclus de la communauté, ou de la constitution dotale. M. Tarr., 1, 304. *Quid*, pour les frais de la demande en séparation soit de corps, soit de biens? V. l'art. 2135.

La femme devenue veuve sous le Code, conserve son hypothèque légale sans inscription. La loi ne l'oblige pas à inscrire; ses héritiers jouissent des mêmes prérogatives. Avis du Conseil d'État, du 8 mai 1812; Sirey, 12, 2, 328.

Biens soumis à l'hypothèque de la femme.

L'hypothèque frappe,

1°. Sur les conquêts. Deux arrêts de cassation, des 16 fructidor an 11, et 9 novembre 1819; ainsi que deux arrêts de Cours souveraines, l'un de la Cour d'Angers, rapporté au journal du palais, t. 1er. de 1813, p. 109; l'autre de la Cour de Paris, du 27 juillet 1816, ont ainsi décidé. M. Gren., 1, 533, est de l'avis de ces arrêts; mais MM. Delv., t. 3, 551, et Persil, sur l'art., émettent une opinion contraire à ces autorités rélativement aux conquêts vendus pendant la durée de la communauté. Leur sentiment ne doit pas prévaloir.

2°. Sur l'immeuble reçu en échange, et même ce qui se conçoit difficilement, sur celui donné à ce titre. Arrêt de cassation rapporté dans le journal du Palais, t. 1er. de 1816, p, 460. Cette extension de l'hypothèque légale semble violer les règles de l'équité et de la justice : nous serions surpris si la Cour de cassation jugeait toujours dans le même sens, et nous sommes loin de conseiller de prendre cet arrêt pour guide.

3°. Sur les biens donnés au mari par contrat de mariage, malgré la stipulation de retour dans le cas de prédécès; mais cette hypothèque est subsidiaire et n'est accordée que dans le cas d'insuffisance des biens du mari, art. 952. Si par le contrat le donateur s'était réservé le retour même franc de l'hypothèque légale, cette clause produirait son effet.

4°. Sur les biens à venir du mari : mais si avant le mariage il existait des hypothèques générales inscrites, primeraient-elles celles de la femme sur les biens acquis depuis le mariage? Non, elles ne peuvent dans aucun cas les primer, car les inscriptions prises pour conserver ces hypothèques générales, ne peuvent atteindre les biens à venir qu'au moment où ils entrent dans les mains du débiteur. MM. Tarr. 1, 520; et Chabot, questions transitoires, 2, 451, ont même émis l'opinion que le créancier avec l'hypothèque générale, ne pouvait acquérir des droits sur les biens à venir sans une nouvelle inscription; mais la Cour de cassation a décidé le contraire le 3 août 1819. Sirey, 19, 1, 359. MM. Persil, sur l'art.; Delv. 3, 549; Grenier, 1, 408 et 432, sont de l'avis de cet arrêt.

Ainsi, le créancier ayant hypothèque générale inscrite concourt avec les hypothèques légales sur les biens à venir, sans nouvelle inscription sur ces mêmes biens.

Lorsque le commerçant fait faillite, son épouse n'a point d'hypothèque légale sur ses acquisitions. Art. 551 du Code de commerce. V. l'art. 1 de ce Code, pour connaître les personnes que la loi considère comme commerçans. Si le mari fait faillite dans les dix jours de son mariage, la femme dans ce cas n'a point non plus d'hypothèque légale. Art. 445 du même Code.

Elle n'a point d'hypothèque sur les biens d'une société, tant que la société existe, et cela par deux raisons; parce que les biens appartiennent à tous les membres de la société, qui peuvent en disposer librement, et parce que ce n'est que par le résultat du partage que chaque membre devient propriétaire de quelque objet de la société.

La femme mariée sous le régime de la communauté, ou sous tout autre qui lui permette de disposer de ses biens avec l'autorisation de son mari, peut renoncer à son hypothèque légale au respect des tiers, ou céder ses droits. Ainsi, en s'obligeant solidairement avec son mari, elle donne, par cela même, au créancier le droit de priorité qui pourrait lui appartenir. Arrêts de la Cour de Paris, des 1 juin 1807 et 11 mars 1813. Sirey, 7, 2, 107 et t. 13, 2, 161. MM. Delv. 3, 537, 551; Persil, sur l'art. et sur le 2144e.

Mais la priorité qu'elle concède n'a-t-elle lieu que tant que ses droits restent dans sa main, c'est-à-dire, tant qu'elle ne les a pas transportés, ou qu'elle n'a fait aucune subrogation expresse? La même Cour, 3e. chambre, a décidé, le 15 janvier 1813, que la femme mariée qui s'oblige solidairement avec son mari, ne subroge pas de plein droit à son hypothèque légale le créancier envers lequel elle s'oblige ; qu'elle peut ultérieurement subroger expressément d'autres créanciers à son hypothèque légale, et même à tous ses droits, et que le créancier ainsi subrogé prime les autres créanciers qui, encore qu'ils soient antérieurs en titre et en inscription, n'ont pas eu cette subrogation expresse de la femme. Sirey, 13, 2, 105. M. Persil, sur l'art., est de l'avis de cette décision.

Nous pensons que cet arrêt froisse les principes et qu'il n'a pas été rendu d'une voix unanime. un arrêt de cassation du 14 janvier 1817, a jugé en sens contraire de la Cour de Paris, en décidant que la femme peut renoncer tacitement à son hypothèque légale. Sirey, 17, 1, 146. La renonciation tacite doit produire le même effet que si elle était expresse, et la distinction qu'a faite la Cour de Paris, n'est aucunement fondée.

M. Delv. 3, 551, combat également la doctrine qu'elle a professée.

La femme qui vend un immeuble solidairement avec son mari, garantit son acquéreur de toutes dettes et hypothèques , et renonce par conséquent à l'hypothèque légale qu'elle avait sur cet immeuble. V. L'arrêt du 14 janvier 1817, que nous venons de citer. M. Tarr., 2 , 126.

Ceux des mineurs et interdits sur les biens de leur tuteur.

Cette hypothèque frappe les biens du protuteur. MM. Gren., 1, 609; et Tarr. , 1, 306 ; ceux du mari de la mère remariée, art. 395 ; M. Gren.; 1, 618, 619; ceux du tuteur officieux. Le même. 620.

Il n'y a point d'hypothèque légale , 1°. contre les subrogés tuteurs, quoiqu'ils puissent momentanément gérer la tutelle ; 2°. contre les curateurs. MM. Gren., 1, 607; et Persil, sur l'art.; 3°. contre le père administrateur légal des biens de ses enfans; Sirey, 22, 1, 80 ; M. Gren., 1, 614; 4°. au profit de la veuve mineure dont la fortune est gérée par le père. Dans ce cas le père n'agit que comme mandataire, parce que l'émanci-

pation de sa fille, par le mariage , n'est pas révoca-
ble. Sirey, 21, 1, 188 ; Gren., 1, 612.

L'hypothèque légale des mineurs s'éteint par
la prescription de dix ans, à partir de la majorité.
Art. 475, 2180.

Ceux de la nation , des communes et des établissemens publics , etc.

Quant à l'hypothèque légale de la nation, nous
renvoyons à l'art. 2098, où nous avons fait des
observations qui font connaître l'étendue de cette
hypothèque.

Relativement aux communes et aux établissemens publics, que doit-on entendre par receveurs
et administrateurs comptables ? Selon M. Tarr.,
t. 1, p. 311, qui a consulté Ferrière , on ne doit
comprendre sous cette dénomination que les personnes qui manient les deniers, soit en les recevant, soit en les employant.

Ainsi, cette hypothèque a lieu sur les biens des
receveurs des communes , des hospices , des maisons d'éducation. V. l'art. 155 du décret du 15
novembre 1811, qui a déclaré applicable à l'u-
niversité , l'art. que nous avons sous nos yeux.
Elle ne frappe point sur les biens des inspecteurs

et vérificateurs de l'enregistrement, parce qu'ils n'administrent pas ; ils sont seulement chargés de surveiller les receveurs. M. Persil, sur l'art. ; cependant ces employés reçoivent quelques débets, mais c'est accidentellement.

L'hypothèque légale n'existe pas sur la caution du comptable, et la caution n'en a pas non plus sur le comptable. M. Gren., ➡ 652, 633.

L'hypothèque légale que cet article accorde ne prend rang que du jour de l'inscription. M. Tarr. p. 520 ; cass. 12 mars 1812. Voir l'art. 5 de la loi du 5 septembre 1807, qui fait une exception à cette règle.

Autre hypothèque légale.

Il existe une autre hypothèque légale dont cet article ne parle point, c'est celle qui est conférée aux légataires sur les biens échus aux héritiers, ou à ceux qui doivent les legs. Cette hypothèque est établie par l'art. 1017 : elle a lieu, que le testament soit olographe ou authentique. MM. Tarr. et Persil, sur l'art. Cette hypothèque légale n'était pas nécessaire, puisque la loi établissait un privilége. V. les observations sur l'article 2111.

2122.

Le créancier qui a une hypothèque légale, peut exercer son droit sur tous les immeubles appartenant à son débiteur et sur ceux qui pourront lui appartenir dans la suite, sous les modifications qui seront ci-après exprimées.

SECTION II.

Des hypothèques judiciaires.

2123.

L'hypothèque judiciaire résulte des jugemens, soit contradictoires, soit par défaut, définitifs ou provisoirs, en faveur de celui qui les a obtenus. Elle résulte aussi des reconnaissances ou vérifications faites en jugement, des signatures apposées à un acte obligatoire sous seing-privé.

Elle peut s'exercer sur les immeubles actuels du débiteur et sur ceux qu'il pourra acquérir, sauf aussi les modifications qui seront ci-après exprimées.

Les décisions arbitrales n'emportent hypothèque qu'autant qu'elles sont revêtues de l'ordonnance judiciaire d'exécution.

L'hypothèque ne peut pareillement résulter des jugemens rendus en pays étranger, qu'autant qu'ils ont été déclarés exécutoires par un tribunal français; sans préjudice des dispositions contraires qui peuvent être dans les lois politiques ou dans les traités.

Les tribunaux ont été institués pour le maintien

des lois et des différens droits que l'état de société confère. Les parties y ont donc recours toutes les fois qu'elles éprouvent quelque lésion dans leurs intérêts. Lorsque leurs prétentions sont accueillies, elles ont des raisons de s'assurer du bénéfice des condamnations qu'elles obtiennent, et les décisions doivent leur procurer toutes les garanties dont elles peuvent avoir besoin : de là l'hypothèque judiciaire.

Cette hypothèque résulte de tout jugement, qu'il soit, ou non, compétemment rendu : on ne peut faire cesser l'effet qu'il produit, sous ce rapport, que par un autre jugement ou arrêt qui le réforme, ou l'annule. D'héricourt, chap. 2 sect. 2.

L'inscription est une mesure conservatoire ; on peut y recourir nonobstant l'appel ou l'opposition. M. Gren., 1, 414 ; et encore que le jugement par défaut ne soit pas signifié. Arrêts des Cours de Riom et de Rouen, des 6 mai 1809 et 7 décembre 1812 ; arrêt de cass. du 21 mai 1811 (Sirey, t. 10, 2, 39 ; t. 11, 1, 26 et t. 13, 2, 367). MM. Gren., 1, 411 ; Delv., 3, 526.

Mais le jugement par défaut doit être levé et enregistré. M. Gren. au lieu cité. La Cour de Riom, par l'arrêt que nous venons de citer, a

décidé le contraire ; mais nous pensons que cet
arrêt ne peut servir de règle. M. Persil est d'avis
que l'expédition n'est utile que pour la représenter
au conservateur, et que l'inscription est valable
quoique l'expédition ne soit pas délivrée, 1, 326.
Voir les observations sur l'art. 2148.

Si par l'effet de l'opposition ou de l'appel, le jugement est infirmé dans toutes ses parties, l'hypothèque cesse d'exister ; néanmoins le jugement
infirmatif doit prononcer la radiation de l'inscription, sinon cette radiation ne pourra avoir
lieu sans un nouveau jugement. Art. 2157 et
2158. MM. Delv. 3, 527 et Persil, 1, 327 :
ainsi, on devra s'assurer si, en vertu du jugement
qu'on a attaqué, il a été pris une inscription, pour
conclure à la radiation en même temps que l'on
demandera l'annulation ou la réformation.

Si le jugement n'est infirmé qu'en partie, l'hypothèque subsistera pour la partie conservée. MM.
Delv., au lieu cité ; Malleville et Persil, sur l'art.
Quelques auteurs anciens, tels que Auzanet, Ferrière et Rousseaud de la Combe, ont tenu que
l'hypothèque était annulée pour la totalité. C'était
une erreur évidente; parce que l'hypothèque étant
l'accessoire du jugement, elle était susceptible
des mêmes modifications. Dans le cas de l'infirma-

tion pour partie il faudra faire prononcer la radiation jusqu'à concurrence.

La péremption de six mois établie par l'art. 156 du Code de procédure fait tomber l'hypothèque ; cependant il faut un jugement qui ordonne la radiation de l'inscription , parce que le conservateur n'est pas juge de la péremption. Pour conserver le jugement on conseille de prendre une inscription, parce que la Cour de cassation a décidé que lors qu'un jugement par défaut n'a prononcé aucune condamnation , l'inscription prise dans les 6 mois est un acte d'exécution dans ce cas seulement. Sirey, 21 , 1 , 369.

Quoiqu'un jugement ne prononce pas de condamnation, qu'il oblige seulement à rendre compte, on peut prendre une inscription, parce que, comme nous l'avons dit , cette mesure est purement conservatoire. Arrêt de cassation du 21 août 1810, et arrêt de la Cour de Lyon (Sirey, t. 11 , 1 , p. 29 et t. 12 , 2 , 400). MM. Delv. 5, 526 ; Persil, sur l'art. ; et Gren. 1 , 424.

Les condamnations prononcées par les juges de paix produisent hypothèque , lors même que ces magistrats sont incompétens, si toutefois leur juridiction n'est point déclinée. Arrêt de la Cour royale de Paris (Sirey, 10 , 2 , 190.)

M. Carré, sur l'art. 7 du Code de procédure, est d'avis qu'il faut consentement exprès pour la prorogation de la juridiction du juge de Paix; il combat l'arrêt de la Cour de Paris sous ce rapport. M. Gren. , 1, 427, est du même avis.

Dans l'hypothèse de la prorogation expresse de juridiction, la simple reconnaissance d'une signature serait suffisante pour donner hypothèque; parce que les parties ayant accepté le juge de paix pour juge, il a reçu d'elles le pouvoir que la loi ne lui conférait pas; MM. Persil, sur l'art, et et Grenier, au lieu cité; cependant comme il a dans sa qualité un principe de juridiction, il ne prononce pas comme arbitre, c'est comme juge. M. Grenier.

Mais les conventions, ou les reconnaissances de signatures, insérées dans les procès-verbaux de conciliation, ne produisent point d'hypothèque; elles ont seulement force d'obligation privée. Art. 54, procéd. civ. V. la discussion au conseil d'état sur l'art.

Les jugemens d'adjudication donnent un privilége, mais non une hypothèque judiciaire. MM. Delv. 3, 527 et Gren., 1, 422. Ils n'en produiraient même pas, encore qu'une clause du cahier de charges portât que le vendeur aurait une hypothèque générale, et que le jugement d'adjudication accordât cette hypothèque. La raison s'en tire de ce qu'il n'y a pas de condamnation , et de ce qu'une pareille clause est une convention en justice, qui ne peut produire plus d'effet que si elle avait lieu devant notaire, et on sait que les hypothèques conventionnelles n'ont de valeur que lorsqu'elles sont spéciales. Les mêmes auteurs.

Si on désirait une hypothèque , il faudrait insérer une clause qui obligerait l'adjudicataire à désigner des biens libres jusqu'à telle valeur, pour que ces biens soient affectés au prix de l'adjudication , sans préjudice du privilége,

Le jugement qui admet une caution n'engendre point d'hypothèque, parce que la caution n'est point obligée par ce jugement ; c'est la soumission qui doit emporter hypothèque , puisque c'est un acte judiciaire, qui est exécutoire sans jugement. M. Delv. 3,527.

On peut avoir une hypothèque spéciale en vertu d'une obligation, et une hypothèque judiciaire pour des dommages-intérêts et des dépens accordés sur un procès à l'occasion de cette obligation. M. Gren., 1, 386. Arrêt de cass. (Sirey, 19, 1, 359).

Il existe un cas où la condamnation ne donne

point hypothèque : c'est celui où un créancier chirographaire d'une succession, désire faire reconnaître son titre en justice et se procurer un acte exécutoire ; le jugement qu'il obtiendra ne lui donnera aucuns droits de préférence sur les biens de la succession ; parce que par le décès du débiteur, les droits de ses créanciers chirographaires sont fixés. Arr. de cass. (Sirey, 19, 1, 151). M. Gren. 1, 269. Mais il aura une hypothèque sur les biens personnels des héritiers. M. Grenier, 1, 413.

Si un créancier, avant l'échéance de son obligation, en fait reconnaître la signature en justice, il ne pourra prendre aucune inscription avant le terme de paiement ; à moins qu'il n'y ait stipulation contraire. Loi du 3 septembre 1807. L'art. 1188 fait une exception à cette règle.

Avant cette loi, on pouvait prendre une inscription en vertu d'un jugement de reconnaissance de signature, encore que l'obligation ne fût pas échue. Sirey, t. 6, 1, 179; 7, 1, 154; 9, 1, 182.

Lorsque le débiteur reconnaît sa signature, les frais de la reconnaissance sont à la charge du créancier, que l'obligation soit, ou non, acquittée à l'échéance ; seulement dans ce dernier

cas, le débiteur supporte les frais d'enregistrement. art. 2 de la dite loi du 3 septembre 1807.
S'il a dénié sa signature, tous les frais seront à
sa charge. Même art. Ils y seront également si le
créancier n'a fait reconnaître la signature qu'après
l'échéance. Argument *à contrario*. MM. Tarr.,
5, 323 ; Carré, sur l'art. 193, du Code de procédure civile.

Dans le cas de dénégation de la signature, on
ne pourra prendre d'inscription qu'après le jugement de reconnaissance. MM. Persil, sur l'art.;
et Gren., 1, 412.

Les décisions arbitrales sont astreintes à une
ordonnance judiciaire d'exécution pour produire
hypothèque ; l'ordonnance doit être rendue par
le président de première instance, ou par celui
de la Cour, si on a compromis sur l'appel d'un
jugement : on ne peut prendre d'inscription avant
cette ordonnance. M. Persil, sur l'art.

Lorsqu'un acte sous seings-privés, contenant
stipulation d'hypothèque spéciale, est reconnu
devant notaire, l'hypothèque est validée par cette
reconnaissance. M. Gren., 1, 141, 142; arrêt
du 11 juillet 1815. Si l'acte ne contenait pas
cette stipulation, la reconnaissance de la signature, devant un notaire, ne produirait pas hy-

pothèque , parce que la loi n'accorde cet effet qu'à celle qui a lieu devant la justice. M. Persil, sur l'art.

Les jugemens rendus en pays étranger , par dés consuls Français, emportent hypothèque, sans qu'il soit nécessaire de les faire déclarer exécutoires par un tribunal-français ; parce qu'ils émanent de magistrats institués par notre gouvernement. M. Persil , sur l'art.

Mais si les décisions ont été rendues par des tribunaux étrangers , soit dans des affaires purement civiles , soit dans des affaires de commerce, elles ne produisent point hypothèque en France, parce que ces tribunaux ne tiennent pas leur caractère du souverain. L'hypothèque ne peut résulter de ces décisions qu'autant qu'elles ont été déclarées exécutoires par un tribunal Français.

Pour faire déclarer les jugemens étrangers exécutoires en France, il faut que les questions qu'ils décident soient débattues de nouveau devant les tribunaux français. Sirey , 19, 1 , 288 , 20, 2, 312.

Exceptions à cette règle.

1°. Lorsque, par les traités entre deux nations,

on a attaché aux jugemens l'effet de l'hypothèque;
2°. quand, par un motif politique, le gouvernement français a jugé avantageux de leur faire
produire cet effet.

Les actes administratifs emportent hypothèque
toutes les fois qu'ils prononcent sur des matières
qui sont de la compétence des autorités d'où ils
émanent. Art. 14 de la loi du 23 octobre 1790;
Sirey, 1, 2, 134; 3, 2, 463; avis du Conseil
d'Etat du 24 mars 1812.

Les contraintes décernées par les administrateurs des domaines et des douanes sont mises au
nombre des actes administratifs qui produisent
hypothèque. Avis du Conseil d'État des 16 ter-
midor an 12, et 27 octobre 1811; Paillet, sur
l'art. 2148.

SECTION III.

Des hypothèques conventionnelles.

2124.

Les hypothèques conventionnelles ne peuvent
être consenties que par ceux qui ont la capacité d'a-
liéner les immeubles qu'ils y soumettent.

Les personnes qui ne peuvent aliéner, et par

11

conséquent consentir des hypothèques, sont les mineurs, même émancipés, les interdits, celles pourvues d'un conseil judiciaire, les femmes mariées, les prévenus sous le poids d'un mandat d'arrêt ou d'une condamnation.

Cependant quelques-unes de ces personnes pouvant aliéner dans certains cas, ou aidés de conseils légaux : elles peuvent aussi consentir des hypothèques dans les mêmes cas, ou avec leurs conseils ; tels que les mineurs émancipés, commerçans, banquiers ou artisans. Art. 6 du Code de commerce, et 1308 du Code civil ; les prodigues pourvues d'un conseil ; les femmes mariées, avec l'autorisation de leurs maris, mais seulement sur leurs biens non soumis au régime dotal.

Pour consentir des hypotèques sur un immeuble il faut en être propriétaire, ou avoir un mandat, soit par acte notarié, soit légal ; ainsi, ne peuvent donner des hypothèques, savoir : les maris sur les biens de leurs épouses, même mariées en communauté, il faut leur consentement (nous disons mariées en communauté, car si leurs biens étaient dotaux, ils seraient absolument inaliénables); les envoyés en possession des biens d'un absent, art. 128 du Code civil ; les tuteurs sur les biens de leurs pupiles, (ils ne peuvent les hypothéquer qu'en observant les formalités prescrites par l'art. 457); les syndics d'une faillite, les curateurs aux successions vacantes, les héritiers bénéficiaires, non seulement parce que la loi ne leur en accorde pas le pouvoir, mais encore par la raison que l'art. 2146 interdit toute inscription en pareil cas.

L'absence de la femme n'enlève point au mari le droit qu'il a sur les biens de la communauté; il peut donc, dans ce cas, les vendre et les hypothéquer. C'est l'avis de M. Persil, 1, 330 et 331.

Nous venons de dire que les envoyés en possession ne peuvent hypothéquer les biens de l'absent ; cependant, comme cette prohibition est dans son intérêt, il ne faut l'appliquer que lorsqu'il y trouve son avantage, et non lorsqu'elle se retournerait contre lui : ainsi on pourrait se faire autoriser par la justice à emprunter une somme pour faire de grosses réparations urgentes, et à consentir une hypothèque pour la sûreté de cette somme. V. l'art. 2126 ; M. Persil, 1, 333.

Le fondé de pouvoir sous seing-privé, peut consentir une hypothèque, si cette faculté est dans le mandat. Sirey, 19, 1, 324. M. Grenier, 1, 142.

La constitution d'hypothèque par des incapables n'est pas frappée d'une nullité absolue, elle n'est que relative : de sorte que, s'ils laissent écouler le temps dans lequel ils peuvent revenir contre leurs engagemens sans les attaquer, on peut leur opposer la prescription. S'ils ratifient lorsqu'ils sont devenus capables, leur approbation fera valoir l'hypothèque, comme accessoire de l'obligation. MM. Gren. 1, 72, 73; Persil, 1, 338.

Mais la ratification des incapables peut-elle nuire aux créanciers qui ont acquis des droits auparavant ? Par rapport aux mineurs il faut faire une distinction : ou ils ont été lésés, ou ils ne l'ont pas été : s'ils ont souffert quelque préjudice de leurs engagemens, leurs créanciers pourront faire valoir leurs droits aux termes de l'art. 1166, et par conséquent demander la rescision de leurs obligations, nonobstant leur ratification, art. 1338. Si au contraire ils n'ont pas été lésés, ni eux, ni leurs créanciers ne peuvent revenir contre leurs actes. Art. 1305 ; MM. Delv., 3, 533 ; et Gren., 1, 84, 85.

Quant aux femmes, leurs engagemens ne peuvent être querellés que par elles, par leurs maris,

ou par leurs héritiers ; leurs créanciers ne peuvent,donc les attaquer ; la ratification ne donne
pas la vie à ces engagemens ; ils existaient , seulement ils pouvaient être annulés ; elle n'a donc
d'autre effet que la renonciation au droit de faire
rescinder les actes souscrits par la femme. Avant
leur confirmation , ces actes ayant toute vigueur,
les créanciers ont dû les regarder comme sérieux;
ils ne peuvent donc se plaindre de ce qu'ils ne
sont pas attaqués. MM. Toullier, 7, n°. 571; et
Merlin , questions de droit , 3, 420 : M. Gren.
est d'avis contraire , 1, 87.

2125.

> Ceux qui n'ont sur l'immeuble qu'un droit sus-
> pendu par une condition , ou résoluble dans cer-
> tains cas , ou sujet à rescision , ne peuvent consen-
> tir qu'une hypothèque soumise aux mêmes condi-
> tions ou à la même rescision.

Cette disposition présente une conséquence
de la règle qu'on ne peut pas transférer à un
autre plus de droits qu'on en a soi-même. *nemo
plus juris in alium transferre potest quam
ipse habet.*

Ainsi, l'immeuble vendu a droit de réméré,
ou à vil prix, c'est-à-dire, au-dessous des sept

douzièmes de sa valeur; ou dont le prix n'a pas été payé; ou qui a été donné par une personne qui, depuis, a eu un enfant; ou à une personne qui n'a pas rempli les obligations que lui avait imposées le donateur, ne peut être hypothéqué par celui qui l'a dans la main, que sous la condition, ou que le droit de réméré ne s'exercera pas, art. 1673; ou que le contrat de vente ne sera pas résolu faute de paiement du prix, art. 1183; ou qu'il ne sera pas rescindé pour cause de lésion légale, art. 1674; ou qu'il ne surviendra pas d'enfant au donateur, art. 960 et 963; ou que les conditions imposées au donateur seront exécutées. Art. 954.

Lorsque le vendeur exerce son droit de réméré, les créanciers auxquels l'acquéreur a donné des hypothèques sur l'objet racheté, peuvent-ils exercer une préférence sur le prix remboursé? Non, ils viendraient concurremment avec les créanciers chirographaires, qui, comme eux, auraient formé opposition au remboursement. M. Gren., 1, 326. L'opinion contraire est professée par M. Persil, 1, 341; il est d'avis, d'après Pothier, que les créanciers hypothécaires sur l'immeuble racheté, peuvent conserver leurs hypothèques, en exigeant que les deniers provenant du rachat soient employés à l'acquisition d'un autre immeuble sur lequel leur affectation passerait. Cela aurait pu avoir lieu sous l'ancien droit où l'on reconnaissait des immenbles fictifs, et où le prix des immeubles représentait la chose ; mais sous notre législation, l'hypothèque devant reposer sur des immeubles corporels, on ne peut en asseoir sur le prix d'un immeuble vendu avec faculté de rachat. Nous sommes donc du même avis que M. Gren., et nous pensons que M. Persil, n'a pas examiné cette question avec sa maturité ordinaire.

Il est des cas où la résolution du contrat laisse subsister les hypothèques imposées par celui qui a été dépossédé. Les art. 747 et 958, en présentent des exemples. Si la loi était muette sur le sort des hypothèques, il faudrait en conclure qu'elles périraient avec le droit de celui qui les aurait imposées. M. Persil, sur l'art.

2126.

Les biens des mineurs, des interdits, et ceux des absens, tant que la possession n'en est déférée que provisoirement, ne peuvent être hypothéqués que pour les causes et dans les formes établies par la loi, ou en vertu de jugemens.

La loi cesserait d'être favorable à cette classe

d'individus si elle prohibait , d'une manière absolue , toute hypothèque sur leurs biens , car les
emprunts peuvent leur être avantageux dans certaines circonstances : exemples, pour éviter une
expropriation; pour faire des réparations urgentes;
pour racheter un immeuble vendu avec faculté
de réméré , et dans tout autre cas où ces individus retireraient quelque bénéfice d'un emprunt.

Mais en permettant d'imposer des hypothèques
sur les biens des mineurs , des interdits et des
absens , le législateur , toujours sage , a voulu
que la cause fut vérifiée d'une manière rassurante:
c'est pour arriver à ce but qu'il a renvoyé aux
formes déjà établies , et qu'il a prescrit des juge-
mèns.

Quant aux mineurs et interdits , l'art. 457 présente les formalités à observer. Aucun article n'a
prescrit de formes pour les emprunts à faire dans
l'intérêt de l'absent et c'est le cas d'avoir recours
a un jugement.

L'hypothèque consentie par le tuteur , ou par
les envoyés en possession des biens d'un absent,
ne vaut que par la ratification, et ne produit d'effet
que du jour de cette ratification : c'est le cas de
la règle : *qui confirmat dat.* Basnage, p. 4.
Ainsi , l'inscription prise avant ce dernier acte
est sans valeur.

> L'hypothèque conventionnelle ne peut être con-
> sentie que par acte passé en forme authentique
> devant deux notaires, ou devant un notaire et deux
> témoins.

Les formalités que cet article prescrit pour la stipulation de l'hypothèque ont pour but d'écarter la fraude et d'assurer le conservateur de la vérité de l'acte en vertu du quel on requiert une inscription. V. l'art. 2148.

Avant la loi de brumaire an 7, sous la coutume de Normandie, le contrôle, et le décès d'une des parties, donnaient hypothèque à l'acte sous seing-privé. Basnage, p. 34.

L'acte devant notaire, sans date, ou non-enregistré, ne constitue pas d'hypothèque ; s'il n'a été enregistré qu'après le délai fixé par la loi du 22 frimaire an 7, il n'a produit hypothèque que du jour de l'enregistrement. M. Grenier, 1, 31, 33, 34. Exception pour les contrats de mariage ; que l'acte soit on non valable, la femme a une hypothèque légale pour ses apports justifiés, parce que cette hypothèque dérive de la qualité de femme et non du contrat.

On peut stipuler une hypothèque dans un acte de dépôt, devant notaire, d'une obligation sous seing-privé. Le débiteur seul peut faire le dépôt et l affectation , parce qu'il s'agit d'un acte unilatéral. M. Persil , 1 , 347.

Le simple dépôt d'un acte sous seing-privé, sans affectation dans l'acte rédigé par le notaire, ne donne pas d'hypothèque , parce qu'il faut désignation spéciale. Art. 2129. Si l'acte sous seing-privé contenait une affectation , le dépôt de cet acte , fait par les parties , donnerait une hypothèque. Arrêt de cassation , Sirey , 15 , 1, 536; MM. Grenier, 1 , 141 , 142, et Persil , 1, 348. Il suffirait même que le débiteur eût fait seul le dépot, pour qu'il en résultât une hypothèque. M. Persil au lieu cité. V. la discussion au conseil d'état , et les Pandectes Françaises sur l'article.

Si le dépot était fait par le créancier il n'en résulterait pas d'hypothèque , par la raison qu'on ne peut se donner un titre à soi-même. M. Persil, 1 , 348.

Quoiqu'un mandataire n'ait qu'une procuration sous seing-privé , il peut néanmoins consentir une hypothèque par acte devant notaire. MM. Gren. , 142 , et Persil, 1 , 349. Nous ne croyons pas cette opinion sûre.

Les contrats passés en pays étranger ne peuvent
donner d'hypothèque sur les biens de France, s'il
n'y a des dispositions contraires à ce principe dans
les lois politiques ou dans les traités.

L'hypothèque résulte non-seulement de la convention, mais encore du concours de l'autorité
publique et territoriale ; elle appartient moins au
droit des gens qu'au droit civil : les contrats passés
en pays étranger ne peuvent donc donner une
affectation sur les biens de France ; cependant il
y a exception pour le cas où il existerait des dispositions contraires à cette règle dans les lois politiques ou dans les traités.

S'il existe des traités qui permettent l'hypothèque, il suffit, pour que l'acte produise cet
effet, que les formes établies dans le pays soient
observées, *locus regit actum* : ainsi, l'affectation
générale des biens autorisée par les lois du pays,
ou par les traités, aura lieu en France quoiqu'on
n'y reconnaisse que l'hypothèque spéciale. M.
Persil sur l'art. ; mais il faut toujours une inscription. M. Gren., 1, 531, 532.

La disposition de cet article est applicable aux
contrats de mariage passés en pays étranger, entre
des naturels qui posséderaient des biens en France.

Mais si des Français se mariaient en pays

étranger, la femme aurait une hypothèque légale sur les biens de France, parce que cette espèce d'hypothèque résulte de la qualité de femme et non du contrat qui contient les pactions matrimoniales. Basnage, p. 30; M. Persil, sur l'art. 2121.

La femme étrangère, qui épouserait dans son pays un Français, aurait également une hypothèque légale sur les biens de son mari situés en France, parce que, aux termes de l'art. 12 du Code, elle suit la condition de son mari et devient Française par le mariage.

Les actes passés dans les colonies Françaises produisent hypothèque, comme ceux reçus en France, pourvu qu'ils soient enregistrés. Voir un arrêt de cassation du 7 décembre 1807.

2129.

Il n'y a d'hypothèque conventionnelle valable que celle qui, soit dans le titre authentique constitutif de la créance, soit dans un acte authentique postérieur, déclare spécialement la nature et la situation de chacun des immeubles actuellement appartenant au débiteur, sur lesquels il consent l'hypothèque de la créance. Chacun de tous ses biens présens peut être nominativement soumis à l'hypothèque.

Les biens à venir ne peuvent pas être hypothéqués.

Cette disposition constitue la spécialité sur laquelle le législateur a fondé, en grande partie, son système hypothécaire. Dans l'ancien droit l'hypothèque n'avait pas besoin d'être stipulée, elle résultait des actes publics, et même des actes privés, lorsque la date était devenue certaine par le contrôle ou le décès de l'une des parties. C'est ce que l'on vient de voir sous l'art. 2127 ; par cette raison elle était presque toujours générale ; il était cependant permis de convenir d'une hypothèque spéciale, mais elle n'était d'aucune utilité, puisqu'elle ne dérogeait pas à l'hypothèque générale; elle devenait même incommode, par la raison qu'il fallait discuter l'immeuble qui y était soumis, avant d'attaquer les autres biens.

La spécialité est dans l'intérêt du crédit, et par conséquent du commerce. Elle favorise aussi le mouvement des propriétés et facilite les discussions. Ces diverses raisons l'ont fait admettre.

L'hypothèque est l'accessoire d'une obligation, elle n'existe que là où il y a engagement ; mais on peut stipuler une hypothèque pour la sûreté d'une obligation antérieure.

On peut aussi en stipuler une pour la garantie d'une somme qu'on s'oblige de prêter, ou qu'on met à la disposition d'un tiers : exemple, en lui ouvrant un crédit de 20,000 f. L'acte constitutif de l'hypothèque et celui qui constatera le prêt, se rattacheront au point de s'identifier. MM. Merlin, quest. de droit. V°. Hypoth. §. 3 ; Tarrible, 1, 333, et Persil, quest. Hyp., 1, 175.

On peut donner à un mandataire une hypothèque pour la sûreté de ses honoraires et avances. M. Persil, quest. Hyp. 175.

Si on donne une hypothèque générale sans désignation des biens, l'affectation est nulle, mais le créancier peut réclamer du débiteur une affectation spéciale, parce qu'il y a toujours stipulation d'hypothèque. MM. Grenier, 1, 137 ; et Persil, sur l'art. La Cour royale d'Aix a décidé qu'on ne pouvait, dans ce cas, réclamer une affectation spéciale qu'après l'échéance de l'obligation. Arrêt du 16 août 1811 ; mais nous pensons que cet arrêt est contraire aux principes.

Si dans l'affectation générale on avait désigné certains biens, l'hypothèque reposerait sur les biens désignés et l'inscription serait valable sur ces objets.

On doit faire connaître la nature et la situation. La nature, non par une désignation scrupuleusement exacte de la superficie de chaque objet, mais dans des termes collectifs et généraux, qui indiquent chaque espèce de biens soumis à l'hypothèque : ainsi, l'orsqu'on affecte une terre, il suffit qu'on dise qu'elle consiste en maisons, jardins, cours, herbages, prairies, vignes ou champs. Il en serait de même si l'hypothèque embrassait les biens que le débiteur possède dans une commune ; ils seraient suffisamment désignés de la manière dont nous venons de parler. Sirey, 10, 1, 178 ; 11, 2, 378 ; 17, 1, 348 ; 20, 1, 175. Ces deux derniers arrêts ont même décidé qu'on pouvait se borner à déclarer le nom de la ferme, ou de la terre, ou à dire seulement qu'on affecte les biens que l'on possède dans telle commune sans autre désignation. La Cour de cassation, dans cette circonstance, n'a pas appliqué la loi, elle s'est érigée en législateur et l'a modifiée. Cette Cour avait décidé le contraire par deux arrêts, l'un du 23 août 1808, et l'autre du 20 février 1810. Fâcheuse variation !... Il est beau de revenir d'une erreur, dira-t-on ? Oui, sans doute, mais les décisions de cette Cour devraient être des oracles et il serait moins préjudiciable qu'elle continuât de professer une erreur, que de varier plusieurs fois sur un point de droit ; car les parties, et même les tribunaux éprouvent souvent des mécomptes par cette versatilité.

La situation : on doit entendre par là le nom de la commune et de l'arrondissement ; cependant,

si une terre ou une ferme était seulement désignée par un nom qu'elle porterait et sous lequel
elle serait bien connue dans l'arrondissement,
l'affectation pourrait être jugée convenable. Arrêt
de la Cour d'Aix du 13 novembre 1812 (Sirey,
13, 2, 87). La Cour de Caen; dans une affaire
concernant la famille Thillaye de Carouge, vient
de décider dans le même sens (mai 1823).

Si les énonciations dont nous venons de parler
n'étaient pas suffisantes, on ne pourrait les suppléer par l'inscription, parce que l'acte constitutif de l'hypothèque doit être complet par lui-
même, et que l'inscription ne doit, et ne peut présenter que ce qui se trouve dans cet acte. Arrêt de
la Cour de cassation du 20 février 1820.

L'affectation hypothécaire donne un droit réel;
il faut donc pour la consentir être actuellement
propriétaire de l'objet sur lequel on veut la faire
reposer : ainsi, on ne peut hypothéquer un immeuble qu'on se propose d'acheter. M. Gren.,
1, 97. V. au surplus ce que nous avons dit sur
les art. 2118 et 2125.

2130.

Néanmoins, si les biens présens et libres du débiteur sont insuffisans pour la sûreté de la créance, il
peut, en exprimant cette insuffisance, consentir

que chacun des biens qu'il acquerra par la suite y
demeure affecté à mesure des acquisitions.

C'est une exception à la règle prescrite par
l'article précédent, que les biens à venir ne peuvent être hypothéqués : cette exception est soumise à une condition, que l'insuffisance des biens
du débiteur sera exprimée dans l'acte.

Il n'est pas nécessaire que l'insuffisance soit
constatée par appréciations juridiques ou extra-
judiciaires, la loi, sur ce point, s'en rapporte
à la déclaration de celui qui s'oblige. MM. Tarr.,
1, 347 ; Delv. 3, 538.

Le débiteur ne pourrait, par la suite, demander la réduction de l'hypothèque qu'il aurait
consentie, lors même que ses acquisitions seraient
beaucoup plus que suffisantes pour la sûreté de la
somme due. Art. 2161. M. Maleville.

Ils n'est pas nécessaire que le débiteur fasse
un nouvel acte, au moment de l'acquisition,
pour désigner l'immeuble acquis ; mais le créancier devra inscrire à mesure des acquisitions,
parce qu'il n'a qu'une hypothèque spéciale, et
que l'inscription qu'il a prise ne peut frapper que
les biens présens. MM. Tarr., 1, 524; Delv.,
3, 539; Gren., 1, 133 et Persil, 1, 364. Il en
est autrement si le créancier a une hypothèque

générale. V. l'art. 2121 ; arrêt de cassation (Sirey, 19, 1, 360).

Le débiteur qui ne possède aucuns biens, peut-il donner une hypothèque sur ceux qu'il acquierra, ou qui lui écherront par succession ou donation ? Oui, selon M. Gren., 1, 135 ; non, suivant MM. Delv., 3, 538 et Persil, sur l'art. Ce dernier auteur cite à l'appui de son opinion, un jugement du tribunal de première instance de la Seine: malgré ces autorités, nous adoptons le sentiment de M. Grenier. Pourquoi celui qui ne posséderait qu'un petit jardin de valeur de 100f. en capital, aurait-il un plus grand avantage que celui qui ne posséderait aucun immeuble ? Nous ne pouvons en trouver la raison dans la loi.

2131.

Pareillement, en cas que l'immeuble ou les immeubles présens, assujettis à l'hypothèque, eussent péri, ou éprouvé des dégradations, de manière qu'ils fussent devenus insuffisans pour la sûreté du créancier, celui-ci pourra ou poursuivre dès-à-présent son remboursement, ou obtenir un supplément d'hypothèque.

Si l'hypothèque légale a été réduite aux termes de l'art. 2140, et que les immeubles affectés aient péri, ou soient dégradés, la femme pourra invoquer l'article que nous examinons pour demander un supplément d'hypothèque. M. Persil.

Il faut faire juger que l'objet a péri ou est dégradé, et qu'il est devenu insuffisant : on doit pour cela recourir à la voie de l'expertise. MM. Tar., 1, 349; Gren., 1, 136.

Le loi ne distingue pas si les dégradations proviennent du fait du débiteur, ou d'un accident : dans l'un, comme dans l'autre cas, elle donne une action au créancier. Sirey, 7, 2, 958. MM. Delv., 3, 539; Persil, sur l'art. Cependant si le débiteur doit se les imputer, le créancier pourra réclamer son remboursement aux termes de l'art. 1188; tandis que s'il n'est pour rien dans les dégradations, le créancier n'a que le droit de réclamer un supplément d'hypothèque. MM. Delv., 3, 540; et Persil, sur l'art. Le sens grammatical de cette disposition semble donner au créancier le choix du remboursement, ou d'une nouvelle hypothèque; mais ce n'est pas la pensée de la loi : il doit demander son remboursement et le débiteur a la faculté de lui offrir un supplément d'affectation ; les mêmes auteurs.

La nouvelle hypothèque n'a de rang que du jour de l'inscription : si donc l'immeuble était grevé de manière à ne pas présenter une sûreté suffisante, le créancier pourrait le refuser et poursuivre son remboursement. M. Delv. , 3 , 540.

S'il y a lieu au remboursement, il peut être poursuivi contre le tiers dans les mains duquel l'immeuble dégradé a passé. En effet, ou il a purgé, ou il ne l'a pas fait. Dans le premier cas, la créance est devenue exigible à son égard. Art. 2184. Dans le second, il ne pourrait réclamer que les mêmes délais dont jouirait le débiteur originaire. Art. 2167 ; Et comme il n'en jouit d'aucun, lorsqu'il n'offre pas un supplément d'hypothèque, le tiers-détenteur ne peut avoir plus de droits; mais il pourrait offrir le supplément d'hypothèque sur ses propres biens. M. Delv. , 3 , 540.

Lorsque le débiteur démolit une maison, ou abat les arbres d'une forêt, le créancier, qui a une hypothèque sur ces objets, peut faire saisir les matériaux, ou les arbres, et faire reconnaître leur origine, pour exercer son hypothèque sur eux. M. Gren. , 1 , 312.

2132.

L'hypothèque conventionnelle n'est valable qu'autant que la somme pour laquelle elle est consentie, est certaine et déterminée par l'acte : si la créance résultant de l'obligation est conditionnelle pour son existence, ou indéterminée dans sa valeur, le créancier ne pourra requérir l'inscription dont il sera

parlé ci-après, que jusqu'à concurrence d'une valeur
estimative par lui déclarée expressément, et que le
débiteur aura droit de faire réduire, s'il y a lieu.

Comme on le voit par cet article, l'hypothèque
peut être consentie pour la sûreté de toute obligation, soit qu'elle consiste à payer une somme
liquide, soit qu'elle ait pour objet autre chose
qu'une somme, ou bien qu'elle consiste à faire,
ou à ne pas faire quelque chose ; seulement si la
somme n'est pas déterminée, il est indispensable
d'en fixer une dans l'inscription, jusqu'à concurrence de la valeur pour laquelle on a exigé une
sûreté.

Ainsi, un manufacturier peut consentir une
hypothèque au profit de celui qui lui fournit des
matières pour assurer la livraison des choses fa-
briquées, ou le paiement des marchandises : seulement il doit déterminer une somme jusqu'à
concurrence de laquelle il consent l'affectation,
et le fournisseur, ou marchand, devra justifier de
la livraison par acte authentique. M. Grenier, 1,
45, 47. Dans le commerce les livres, la corres-
pondance, les témoins, suffisent pour établir les
ventes, livraisons et paiemens ; mais lorsqu'il
s'agit d'hypothèque, les règles ordinaires ne peuvent être suivies, parce que tout doit être constaté par actes authentiques.

Un mandant peut consentir une hypothèque
pour les avances, frais et honoraires du mandataire : ce dernier devra évaluer une somme
dans l'inscription. M. Gren., 1, 49.

Un administrateur, un mandataire, qui devraient rendre un compte, pourraient consentir
une hypothèque pour la sureté du reliquat de
leur compte. L'oyant serait seulement astreint à
évaluer, par approximation, la somme qui pourrait lui être due. Sirey, 13, 1, 33; même tome,
2e. partie, p. 370; Persil, sur l'art.

Une inscription prise en vertu d'une obligation conditionnelle, pour prêt, donne rang d'hypothèque du jour de sa date, encore que le prêt
n'ait été effectué qu'après d'autres hypothèques
contractées, parce que l'obligation de faire un
prêt est valable sous notre législation, et que
l'on peut user d'une mesure conservatoire lorsque le droit n'est que conditionnel. M. Gren.,
1, 39 à 48. V. Basnage, p. 27.

Si la condition était potestative, il n'y aurait
pas d'obligation, et par conséquent pas d'hypothèque.

Si la somme évaluée dans l'inscription était
excessive, le débiteur pourrait faire réduire l'hypothèque en suivant les formes prescrites par

les art. 2163, 2164 et suivants. Lorsque le créancier croira que l'inscription présente une somme
trop faible, il pourra prendre une nouvelle inscription additionnelle: dans ce cas son hypothèque partira de deux époques.

2133.

L'hypothèque acquise s'étend à toutes les améliorations survenues à l'immeuble hypothéqué.

Que les améliorations soient naturelles, comme
l'alluvion, qu'elles soient industrielles, comme
un bâtiment construit, elles sont soumises à l'hypothèque, parce qu'elles s'incorporent avec l'objet qui les reçoit.

SECTION IV.

Du rang que les hypothèques ont entr'elles.

2134.

Entre les créanciers, l'hypothèque, soit légale,
soit conventionnelle, n'a de rang que du jour de
l'inscription prise par le créancier sur les registres
du conservateur, dans la forme et de la manière
prescrite par la loi, sauf les exceptions portées en
l'article suivant.

L'hypothèque, par elle—même, est insuffisante
pour donner une préférence ; elle doit être com-

plettée par l'inscription. C'est toujours le système de publicité qui s'établit ; tant que l'inscription n'est point prise, le créancier n'a aucun ordre à réclamer dans une distribution ; il vient au marc le franc avec les chirographaires. M. Pigeau, procéd. civ., a placé avant ces créanciers, les hypothécaires non-inscrits ; mais c'est une erreur évidente. Sirey, 10, 1, 101 et 18, 1, 41. MM. Tarrible, 1, 554 ; Persil, sur l'art. ; et Gren., 1, 125.

On doit donc se hâter d'inscrire pour donner un rang à son hypothèque. On devrait encore le faire lors même que l'on ne craindrait pas d'être dévancé, parce que le débiteur pourrait vendre l'immeuble affecté sans que le créancier en fût instruit et sans qu'il le fût de la transcription.

D'un autre côté, le débiteur pourrait tomber en faillite, et dans ce cas le créancier serait privé du droit d'inscrire, même dans les dix jours de l'ouverture. Art. 2146 ; arrêt de cassation, Sirey, 10, 1, 101 ; Merlin, rép. tome 6, p. 188, 189.

2155.

L'hypothèque existe, indépendamment de toute inscription,

1°. Au profit des mineurs et interdits, sur les

immeubles appartenant à leur tuteur, à raison de sa
gestion, du jour de l'acception de la tutelle;

2°. Au profit des femmes, pour raison de leurs
dot et conventions matrimoniales sur les immeubles de leur mari, et à compter du jour du mariage.

La femme n'a hypothèque pour les sommes dotales qui proviennent de successions à elle échues,
ou de donations à elles faites pendant le mariage,
qu'à compter de l'ouverture des successions, ou du
jour que les donations ont eu leur effet.

Elle n'a hypothèque pour l'indemnité des dettes
qu'elle a contractées avec son mari, et pour le
remploi de ses propres aliénés, qu'à compter du
jour de l'obligation ou de la vente.

Dans aucun cas, la disposition du présent article ne pourra préjudicier aux droits acquis à des
tiers avant la publication du présent titre.

C'est une exception à la règle de la publicité
des hypothèques. Cette modification a été com-
mandée par l'impuissance où sont les mineurs,
les interdits et les femmes de veiller à leurs in-
térèts.

L'hypothèque légale de ces personnes jouissent de plusieurs autres avantages sur les hypothèques ordinaires.

1°. En ce qu'elle frappe sur la généralité des
biens présens et à venir.

2°. En ce que la prescription ne court point,
contre cette hypothèque, pendant la tutelle ou
le mariage, ni en faveur du tuteur ou du mari,

ni en faveur des tiers – acquéreurs. Art. 2252, 2256.

3°. En ce qu'elle ne peut être purgée que par le mode particulier tracé dans les art. 2193 et suivans.

Nos observations sur l'art 2121, s'appliquent ici. Nous y renvoyons. Il nous reste peu de chose à dire.

Hypothèque légale des mineurs et interdits.

Elle existe, même pour ce que le tuteur doit personnellement au mineur, ou à l'interdit, mais seulement de créances exigibles pendant la tutelle. Sirey, 12, 2, 285. MM. Delv. 5. 547 et Persil, sur l'art. Quant aux dettes personnelles au tuteur, non-exigibles durant la tutelle, elles ne jouissent point de la faveur de l'hypothèque légale. Les mêmes auteurs.

Le mineur, devenu majeur sous la loi de brumaire an 7, a dû inscrire sous cette loi, et s'il ne l'avait pas fait à la promulgation du Code, il n'a pas joui de l'hypothèque légale qu'il établit. M. Gren., 1, 621. Il rapporte un arrêt du 16 février 1816.

Mais s'il est devenu majeur sous le Code, son

hypothèque légale a continué de subsister sans inscription, tant en sa faveur, qu'en celle de ses héritiers, et on n'a pu la purger qu'en se conformant aux art. 2193, 2194 et à l'avis du Conseil d'État, du 9 mai 1807. V. encore un autre avis du même Conseil, du 8 mai 1812. Sirey, 12, 2, 528.

L'hypothèque naît au jour de l'acceptation de la tutelle. Si le tuteur n'a pas été présent à sa nomination, elle n'aura lieu que du jour de la notification qui doit lui être faite aux termes de l'art. 882, du Code de procédure. S'il propose des excuses et qu'elles soient rejetées, elle datera également du jour de la notification. Si elles sont admises, il n'aura jamais été tuteur, et il n'y aura point eu d'hypothèque sur ses biens.

Hypothèque légale de la femme.

Nous avons fait connaître, sous l'art. 2121, quelles sont les créances pour lesquelles la femme a une hypothèque légale, et quels biens cette hypothèque frappe, nous ne ferons que quelques observations sur la dispense d'inscription.

Cette dispense existe pour toutes les sommes comprises dans l'hypothèque légale. La loi les désigne ; il y en a cependant quelques-unes dont elle ne parle pas d'une manière explicite.

Les créances extradotales, telles que celles que le mari a reçues pour sa femme séparée de biens ou qui s'est réservée des biens paraphernaux, soit qu'il ait reçu ces sommes en vertu d'un mandat, ou sans mandat, doivent-elles être dispensées de l'inscription ? Plusieurs arrêts de Cours souveraines ont décidé que la femme devait inscrire pour ces créances. Sirey, t. 14, 2, 25 et 259; t. 18, 2, 295; t. 25, 2, 229; M. Gren. rapporte ces arrêts et en approuve les décisions. T. 1, p. 482 à 496; M. Delv., 3, 561, est du même avis. M. Tarrible a émis l'opinion contraire, et plusieurs Cours ont décidé dans le sens de ce savant jurisconsulte; Sirey, 18, 2, 148; t. 20, 2, 275; t. 25, 2, 227. La Cour de cassation a elle-même suivi cette opinion. Sirey, 22, 1, 379. Sous l'ancien droit, Boutaric, sur l'art. 29 de l'ordonnance des donations, avait émis le sentiment que la femme avait une hypothèque légale pour ces sortes de créances.

Ainsi, il y a conflit sérieux d'opinions sur ce point. Quel parti doivent prendre les tribunaux ? Nous pensons que le plus sûr est de décider en faveur de la femme, c'est-à-dire, de lui accorder une hypothèque légale, indépendante de l'inscription , pour ses créances paraphernales ; parce que dans le doute elle doit obtenir la préférence.

Encore que le douaire de la femme Normande n'ait été ouvert que sous le Code , il a dû être inscrit sous la loi de brumaire an 7; parce que le douaire n'était qu'un droit hypothécaire sur les biens du mari. Cass. , 19 décembre 1811 ; Denev., 1812, p. 12.

La femme Normande bien que, selon la coutume , elle n'eût pas d'hypothèque pour ses apports mobiliers lorsque son contrat de mariage était sous seing-privé , et qu'il n'avait pas été reconnu devant notaire, a obtenu, par l'effet du Code civil, une hypothèque légale , indépendante de l'inscription , si les conventions matrimoniales avaient dates certaines. Caen, 4 mai 1814; Sirey, 14, 2, 393.

On entend par conventions matrimoniales le douaire conventionnel , le préciput, les pensions viagères , les gains de survie. MM. Gren. , 1, 477; et Persil, sur l'art. Si par le contrat de mariage il a été convenu que le mari aurait l'administration des paraphernaux , c'est une convention matrimoniale , et la femme a une hypothèque légale pour les créances que le mari reçoit à cette occasion. M. Delv. 3, 561.

Elle en a également une pour les frais de la demande en séparation, soit de corps, soit de biens. Sirey, 21, 1, 116.

La femme a pareillement une hypothèque légale pour la récompense qu'elle a à exercer sur les biens de son mari, pour raison des dettes qu'elle avait contractées avant le mariage, qui étaient tombées dans la communauté, et qu'il n'a point acquittées. M. Persil, sur l'art.

Point de départ de l'hypothèque.

Elle prend naissance au jour de la célébration, et non du jour du contrat : les termes de l'art. 2194, sont propres à induire en erreur, mais il faut s'en tenir à l'art. que nous examinons. M. Gren., 1, 520, 522.

Ainsi, la femme fait remonter son hypothèque à ce jour pour raison de sa dot et conventions matrimoniales ; même pour les capitaux de rente que son mari a reçus depuis, et pour les prescriptions qu'elles aurait encourues par la négligence de son mari. MM. Gren., 1, 499; et Persil, sur l'art.

La femme mariée sous la coutume de Normandie, a également une hypothèque légale du jour du mariage pour les successions en lignes directes, ouvertes depuis le Code, ainsi que pour les donations qu'elle a reçues de la même ligne; parce que le Code n'a pas d'effet rétroactif. Basnage, hyp.; p. 48 : ainsi, son hypothèque pour le remploi des biens qui lui sont échus à ce titre, et que son mari a aliénés, remontera à cette époque. Sirey. 15, 2, 73, 21, 2, 251 et 365. Ces arrêts sont combattus par M. Grenier, 1, 577.

Cet auteur fait une distinction; il accorde une hypothèque légale du jour du mariage pour les sommes dotales échues, depuis le Code, aux femmes mariées, sous les coutumes qui faisaient remonter leurs droits à ce jour : mais il ne fait partir leur hypothèque pour le remploi des biens aliénés provenant de successions ou donations, sans distinction de ligne, que du jour de l'aliénation, parce que le recours de la femme a dépendu de son fait. T. 1, 517, 518. Nous ne croyons pas cette distinction fondée, à moins que les coutumes dont il a entendu parler ne la fissent; mais la coutume de Normandie ne la faisant pas, on doit suivre l'avis de Basnage.

Quoique les sommes dotales eussent été reçues par le mari, avant le mariage, l'hypothèque ne

remonterait pareillement qu'au jour de la célébration. M. Persil, sur l'art.

Droits acquis à des tiers.

Les créanciers qui ont inscrit, avant la femme,
sous la loi de brumaire an 7, ont des droits d'hypothèque acquis sur elle. C'est le sens du § fi-
nal de l'article. MM. Gren., 1, 509; et Persil,
sur l'art.

Il n'est pas nécessaire d'une quittance notariée
pour constater la réception de la dot : une quittance sous seing-privé suffit, pourvu qu'elle ne
présente aucun indice de dol ou de fraude. Sirey,
19, 1, 40. V. une déclaration du 6 mars 1696.

2156.

Sont toutefois les maris et les tuteurs tenus de
rendre publiques les hypothèques dont leurs biens
sont grevés, et à cet effet, de requérir eux-mêmes,
sans aucun délai, inscription aux bureaux à ce
établis, sur les immeubles à eux appartenant, et
sur ceux qui pourront leur appartenir par la suite.

Les maris et les tuteurs qui, ayant manqué de
requérir et de faire faire les inscriptions ordonnées
par le présent article, auraient consenti ou laissé
prendre des priviléges ou des hypothèques sur leurs
immeubles, sans déclarer expressément que lesdits
immeubles étaient affectés à l'hypothèque légale

des femmes et des mineurs, seront réputés stelliona-
taires, et comme tels contraignables par corps.

Dispenser les mineurs, les interdits et les femmes de la formalité de l'inscription pour conserver
leurs créances sur les tuteurs et maris, c'est leur
accorder une faveur que réclame la position dans
laquelle ils se trouvent. Assujettir, par un moyen
sévère, les tuteurs et maris à rendre publiques les
hypothèques légales qui frappent leurs biens ; c'est
faire la part du système de publicité.

Par les termes de la loi : *qui auraient consenti
ou laissé prendre des priviléges ou hypothèques*, on pourrait croire que c'est applicable à tous
les cas où les biens des tuteurs et des maris se trouvent frappés d'une nouvelle hypothèque, soit légale, soit conventionnelle, soit privilégiée, soit judiciaire ; cependant en interprétant cet article par
le 2194, on se convainc qu'il n'y a stellionat
que l'orsqu'il a été consenti des hypothèques conventionnelles, et non aux cas où les hypothèques
résultent de la loi ou des jugemens, parce que
dans ces cas la volonté n'est ni immédiate ni entièrement libre. C'est l'avis de M. Persil sur l'article.

Le propre du privilége est de primer toutes les
hypothèques ; on ne voit donc pas comment un
privilége donnerait lieu au stellionat. MM. Tar-

rible, 1, 442 ; Delv., 3, 586; et Paillet, sur l'art., pensent que le mot privilége est ici sans valeur.

Il ne suffirait pas que les tuteurs et maris eussent pris leur qualité dans un acte ; cette énonciation de qualité, encore qu'elle pût faire présumer l'hypothèque légale , ne remplirait pas le but de la loi ; elle exige une déclaration expresse. MM. Delv. , 3, 586 ; et Persil sur l'art. V. Sirey, 18, 1, 13.

Une fois l'inscription prise , les tuteurs et maris ne sont plus obligés à faire une déclaration; mais s'ils la laissent prescrire ils seront dans la même position qu'ils étaient avant qu'elle existât. MM. Delv., 3, 586 ; et Gren., 1, 259. V. un avis du Conseil d'État du 22 janvier 1808.

Si le mari est mineur il n'encourt pas la peine du stellionat. Art. 2064. M. Delvincourt, au lieu cité.

2137.

Les subrogés tuteurs seront tenus, sous leur responsabilité personnelle , et sous peine de tous dommages et intérêts , de veiller à ce que les inscriptions soient prises sans délai sur les biens du tuteur , pour raison de sa gestion , même de faire faire lesdites inscriptions.

C'est un nouveau devoir que la loi impose aux

subrogés tuteurs. Ce devoir est établi dans l'intérêt des tiers.

Les subrogés tuteurs sont personnellement responsables envers les créanciers des tuteurs du défaut d'inscription ; mais cette responsabilité ne leur donne qu'un recours subsidiaire ; il faut donc qu'ils discutent les biens des tuteurs avant de pouvoir l'exercer.

Les créanciers n'ont qu'une action personnelle contre les subrogés tuteurs ; il leur faut une condamnation.

2138.

A défaut par les maris, tuteurs, subrogés tuteurs de faire faire les inscriptions ordonnées par les articles précédens, elles seront requises par le commissaire du gouvernement près le tribunal civil du domicile des maris et tuteurs, ou du lieu de la situation des biens.

2139.

Pourront les parens, soit du mari, soit de la femme, et les parens du mineur, ou, à défaut de parens, ses amis, requérir lesdites inscriptions ; elles pourront aussi être requises par la femme et par les mineurs.

Ces deux articles épuisent tous les moyens pour amener une inscription. Pour parvenir à ce but, la loi met en mouvement les procureurs du roi, les parens de la femme, ceux du mari, ceux des mineurs, même les amis de ces derniers. Les femmes et les mineurs peuvent aussi rendre publics leurs droits sans l'assistance de leurs maris et tuteurs.

Nous avons dit que les amis des mineurs pouvaient prendre une inscription. Ceux de la femme le pourraient-ils ? Non, parce que leurs bons offices seraient quelquefois mal interprétés. MM. Tarrible, 1, 446; Persil, sur l'art.

2140.

> Lorsque, dans le contrat de mariage, les parties majeures seront convenues qu'il ne sera pris d'inscription que sur un ou certains immeubles du mari, les immeubles qui ne seraient pas indiqués pour l'inscription resteront libres et affranchis de l'hypothèque pour la dot de la femme et pour ses reprises et conventions matrimoniales. Il ne pourra pas être convenu qu'il ne sera pris aucune inscription.

Une fille mineure ne peut convenir d'une restriction d'hypothèque dans son contrat de mariage, quoique assistée de ses parens, aux termes des art. 1309 et 1398. MM. Tarrible, 1, 447; Grenier, 1, 597; Persil, sur l'art. L'opinion contraire est embrassée par M. Delv., 3, 536. Cette opinion nous paraît plus conforme à l'esprit de la loi. Nous la partageons.

Encore que la loi dise : *les parties*, nous pensons que la fille majeure pourrait consentir la réduction de son hypothèque, quoique le futur fût mineur. M. Delv. 3, 536.

La femme ne pourrait convenir qu'elle n'aurait pas d'hypothèque légale sur les biens de son mari. MM. Tarr. 1, 447. et Persil, sur l'art.

Si les immeubles désignés venaient à périr, en tout ou en partie, la femme pourait-elle demander un supplément d'hypothèque ? Oui. MM. Delv., 3, 517 ; et Persil, sur l'art.; mais son hypothèque ne datera, sur ce supplément, que du jour de l'inscription qu'elle sera obligée de prendre. M. Delvincourt au lieu cité. Son opinion est combattue par M. Persil. Cet auteur dit que les tiers n'ayant connu la réduction que par le contrat de mariage, ils peuvent bien connaître aussi le supplément par le jugement qui l'a accordé, parce que ce jugement a plus de publicité que le contrat. Cet argument ne convainc pas ; que doit-on consulter ? Les pactions ; c'est cet acte qu'on se fait représenter. On ignore le jugement ; on ne le prévoit pas ; c'est un acte

accidentel. Nous adoptons donc le sentiment de
M. Delv.

2141.

Il en sera de même pour les immeubles du tuteur, lorsque les parens, en conseil de famille,
auront été d'avis qu'il ne soit pris d'inscription que
sur certains immeubles.

Il appartient à ceux qui ont le pouvoir de
conférer la tutelle, de restreindre l'hypothèque légale : il faut donc regarder que le père, ou la
mère, par le testament qui nomme un tuteur,
peuvent dire que l'hypothèque n'affectera que
tels des immeubles. M. Persil, sur l'art.

Pourraient-ils ordonner qu'ils ne sera pris
aucune inscription ? Non, puisque l'art. précédent, auquel celui-ci se réfère, ne permet pas
cet affranchissement.

La disposition que nous avons sous les yeux
ne peut embrasser la tutelle légitime, parce que
dans ce cas, la mission du tuteur vient de la
loi : en conséquence, le conseil de famille ne
peut, lors de la nomination du subrogé tuteur,
arrêter que l'hypothèque légale ne frappera pas
sur tels immeubles du tuteur. Pour obtenir la
réduction, ce dernier devra se conformer à l'art.
2143. M. Persil, sur l'art.

2142.

Dans le cas des deux articles précédens , le mari, le tuteur et le subrogé tuteur , ne seront tenus de requérir inscription que sur les immeubles indiqués.

2143.

Lorsque l'hypothèque n'aura pas été restreinte par l'acte de nomination du tuteur , celui-ci pourra , dans le cas où l'hypothèque générale sur les immeubles excéderait notoirement les sûretés suffisantes pour sa gestion , demander que cette hypothèque soit restreinte aux immeubles suffisans pour opérer une pleine garantie en faveur du mineur.

La demande sera formée contre le subrogé tuteur, et elle devra être précédée d'un avis de famille.

Cet art. présente une première exception à la règle de l'indivisibilité de l'hypothèque ; on en verra d'autres sous le chapitre V de ce titre. Ces exceptions concilient tous les intérêts.

Si l'hypothèque avait été restreinte par l'acte de nomination du tuteur , elle ne serait plus susceptible de réduction. C'est le texte de la loi. Cependant si la fortune du mineur se trouvait considérablement diminuée par des événemens imprévus , les tribunaux pourraient restreindre encore l'hypothèque légale. M. Delv. 3, 536.

De même si elle devenait beaucoup plus considérable, le subrogé tuteur pourrait réclamer un supplément d'hyothèque. Argument tiré de l'art. 2131 ; M. Persil, sur l'art.

L'action doit être intentée au domicile du mineur ; M. Persil, sur l'art. Selon M. Delv.3,536, c'est au domicile du subrogé tuteur; nous pensons que cette opinion est erronée. V. *Infra*,p.203.

Le tribunal qui doit homologuer la délibération du conseil de famille est-il lié par l'avis que ce conseil émet? Non, il peut modifier la délibération ; prononcer la réduction ou la rejeter. M. Locré, t. 6, 522; Pandectes, et M. Persil, sur l'art.

Il est difficile de sonder avec sûreté les hypothèques légales. Les droits des mineurs sont souvent beaucoup plus considérables qu'on ne les croit : nous conseillons à ceux qui ont des obligations à faire souscrire aux tuteurs, de faire réduire ces hypothèques.

2144.

Pourra pareillement le mari, du consentement de sa femme, et après avoir pris l'avis des quatre plus proches parens d'icelle réunis en assemblée de famille, demander que l'hypothèque générale sur tous ses immeubles, pour raison de la dot, des reprises et conventions matrimoniales, soit restreinte aux immeubles suffisans pour la conservation entière des droits de la femme.

Il ne peut former cette demande que lorsque

l'hypothèque légale n'aura pas été restreinte par le contrat de mariage : c'est ce que l'on doit induire des mots : *pourra pareillement.* M. Persil, sur l'art.

Pour que la femme puisse consentir, il faut qu'elle soit majeure. Argument tiré de l'art. 2140. L'assistance des parens, dans ce cas, ne peut suppléer la majorité. M. Delv., 3, 537. Cette opinion est critiquée par M. Persil. Il pense que la femme mineure peut aussi consentir la réduction. Nous ne pouvons partager son sentiment.

Ce sont les plus proches parens qui se trouvent dans un certain rayon, comme celui dans lequel on prend ceux des mineurs. MM. Malleville ; et Persil, sur l'art.

Sous la coutume de Normandie, à défaut de parens on prenait des amis. Huard, 1, 650. Le Code n'entend pas priver du bénéfice de la loi, le mari dont la femme n'aurait point de parens dans un certain rayon ; les amis suppléeraient, de même qu'ils le font dans les tutelles. Voir la discussion au conseil d'état, t. 5, p. 86 ; Pandectes et Persil sur l'art.

Les anciennes hypothèques légales peuvent être réduites, comme celles que le Code a créées. M. Gren., 1, 599 ; Pandectes sur l'art. Le sentiment contraire est professé par Chabot dans ses questions transitoires, v°. Hyp. § 1er. Nous sommes de l'avis de M. Grenier : la loi nouvelle a pu modifier un droit qu'une loi antérieure avait accordé. —

La demande du mari devra être formée par requête, qui sera communiquée au ministère public. M. Delv., 3, 537 ; art. 2143.

Le tribunal n'est pas tenu d'homologuer simplement l'avis du conseil de famille, il peut ne pas adopter cet avis ; accorder ou refuser la réduction selon que la demande lui paraîtra fondée ou non. Argument tiré de ce que dit M. Locré sur les délibérations relatives aux mineurs, t. 6, 322. Pandectes, sur l'art. ; M. Tarrible est d'avis contraire, t. 1er. p. 455. V. page 200 *supra*.

La femme mariée sous le régime de la communauté, ou sous tout autre qui laisse sa dot libre, peut réduire, sur la demande d'un tiers-acquéreur, sans consulter ses parens, l'inscription qu'elle aurait prise sur l'immeuble vendu, ou renoncer à exercer son hypothèque légale sur cet objet. En vendant conjointement et solidairement avec son mari elle renonce par là à exercer ses droits (Sirey, 13, 2, 5 ; t. 16, 1, 581 ; t. 17, 1, 146 ; t. 19, 2, 140 ; t. 23, 1, 148.

MM. Delv. 5, 538 ; et Persil sur l'art.

Si elle contracte une obligation solidairement avec son mari, ou si elle le cautionne, quel est l'effet de son engagement par rapport à son hypothèque légale ? Voir ce que nous avons dit sur l'art. 2121.

Mais la femme ne peut, sans principe d'obligation, subroger un créancier à son hypothèque légale. Denevers, 1823, 1, 23.

2145.

Les jugemens sur les demandes des maris et des tuteurs ne seront rendus qu'après avoir entendu le commissaire du gouvernement, et contradictoirement avec lui.

Dans le cas où le tribunal prononcera la réduction de l'hypothèque à certains immeubles, les inscriptions prises sur tous les autres seront rayées.

Le tuteur formant la demande en réduction a deux contradicteurs, le subrogé tuteur et le procureur du roi ; le mari n'a que le procureur du roi.

Quel est le tribunal qui doit connaître de la demande ? Selon M. Persil, sur l'art., c'est le tribunal du domicile du mari ou du tuteur. Sous l'art. 2143 il dit que c'est le tribunal du domicile du mineur, c'est-à-dire, de l'ouverture de la tutelle. Nous sommes de ce dernier avis. Nous pensons qu'il n'a pas voulu changer d'opinion, et que c'est par erreur qu'il attribue ici, au tribunal du domicile du tuteur, la connaissance de la demande en réduction, parce que ce n'est jamais ce tribunal qui doit homologuer les délibérations du conseil de famille des mineurs, à moins qu'il ne soit en même temps celui de l'ouverture de la tutelle. M. Locré, t. 2, 242. Nous avons dit sur l'art 2143, que M. Delvincourt, t. 3, 536, émet l'opinion que c'est le tribunal du subrogé tuteur; mais nous n'avons point adopté son sentiment.

CHAPITRE IV.

Du mode de l'inscription des priviléges et hypothèques.

2146.

Les inscriptions se font au bureau de conservation des hypothèques dans l'arrondissement duquel sont situés les biens soumis au privilége ou à l'hypothèque. Elles ne produisent aucun effet, si elles sont prises dans le délai pendant lequel les actes faits avant l'ouverture des faillites sont déclarés nuls.

Il en est de même entre les créanciers d'une succession, si l'inscription n'a été faite par l'un d'eux que depuis l'ouverture , et dans le cas où la succession n'est acceptée que par bénéfice d'inventaire.

Droit antérieur..

La loi du 9 messidor an 5 présenta un nouveau système hypothécaire. Cette loi est la première qui ait prescrit la publicité des hypothèques par l'inscription. Elle donna un délai pour inscrire. Plusieurs autres délais furent successivement accordés par les lois des 21 nivôse , 19 prairial an 4 et 27 vendémiaire an 5. , et prorogèrent cette faculté jusqu'à la loi du 11 brumaire an 7. Ces lois annoncèrent la révision de la loi du 9 messidor an 3 et laissèrent l'option de se conformer , en attendant cette révision , aux anciennes lois et usages ; soit pour la conservation , soit pour le purgement des hypothèques : de sorte que les oppositions aux lettres de ratification continuèrent de subsister.

Enfin , survint la fameuse loi du 11 brumaire an 7 , qui refondit , presque en entier, le nouveau système essayé dans la loi précédente. Elle donna aussi un délai pour inscrire les anciens priviléges et hypothèques. Ce délai fut de trois mois ; par la suite il fut jugé insuffisant et prorogé de quatre mois par les lois des 16 pluviôse et 17 germinal an 7, de sorte que l'on a pu inscrire, pendant les sept mois les anciennes créances, c'est-à-dire, jusque dans la dernière décade de prairial. V. M. Guichard, législation hypothécaire, t. 1er, p. 362, 380.

On doit faire remarquer que quoique le créancier eût formé une opposition, il devait inscrire sous la loi de brumaire an 7. M. Grenier, 1, 276.

Observations sur l'article.

Les inscriptions se font au bureau des hypothèques dans l'arrondissement duquel sont situés les biens soumis.

A quel bureau doit-on inscrire sur les anciennes rentes foncières et hypothèques ? C'est au bureau de la situation des immeubles sujets à la rente foncière et au bureau du domicile du créancier pour la rente hypothèque. Art. 42 de la loi du 11 brumaire an 7. M. Gren., 1, 539.

En Normandie les rentes constituées à prix d'argent étaient susceptibles d'hypothèque. Basnage, p. 20.

Quoique sous la la loi de brumaire an 7 on n'ait point pris d'inscription sur les anciennes

rentes, on peut toujours le faire, pourvu que
les rentes soien tencore dans la main du débiteur,
ou que le cessionnaire n'ait point fait transcrire
son acte.

Dans quels cas on ne peut plus utilement inscrire ?

La loi en énonce deux ; le cas de faillite du
débiteur et celui où une succession serait prise
par bénéfice d'inventaire. Il en est de même lorsqu'une succession est vacante ; arrêt de cassation
rapporté au journal du palais, an 13, 1, art. 24;
MM. Tarrible, 1, 463; et Gren., 1, 246. Ce
dernier auteur émet l'opinion que la déconfiture
n'arrête pas le cours des inscriptions. Même t.,
254 à 260.

La raison qui a porté le législateur à paralyser
l'effet des inscriptions dans ces cas, vient de ce
que la faillite et le décès fixent les droits de tous
les créanciers, en mettant les biens du débiteur
sous la main de justice, de telle sorte qu'un
créancier ne peut acquérir de préférence sur l'autre en se hâtant d'user d'une mesure qui pourrait
n'être pas au pouvoir de tous. Lebrun, des successions, liv. 4, chap. 2, sect. 1re., no. 12.
Cette raison n'existe pas pour la déconfiture,
parce qu'elle n'est pas marquée par des caractères

certains. Arrêts de Paris, des 2o juin et 18 août
1812, (Jurisprudence du Code civil, t. 19, p.
480 et 483. Arrêt de cassation du 11 février
1812. Sirey, 13, 1, 124). MM. Delv., 3, 584;
et Persil, 2, 9. Quelques auteurs sont d'avis que
l'on peut inscrire sur les biens de celui qui a fait
cession jusqu'au jugement d'admission. MM. Tar,
1, 464; et Persil, 2, 11.

La loi ne distingue pas le cas où la succession
est acceptée par bénéfice d'inventaire par des
majeurs, de celui où elle ne l'est que par des
mineurs. MM. Tarr. 1, 464; et Delv., 3, 585.
M. Gren., 1, 253, présente des doutes.

Si plusieurs héritiers acceptent la succession
bénéficiairement, et d'autre purement et simplement, il faut appliquer l'article. M. Delv. au lieu
cité. Sirey, 17, 2, 173.

On doit remarquer que ce n'est qu'entre les
créanciers de la succession que les inscriptions
ne produisent aucun effet; de là la conséquence
que les créanciers des héritiers ne peuvent les
critiquer. Il est bon même d'inscrire à leur respect pour le cas où l'héritier serait déchu du bénéfice d'inventaire. M. Delv., 2, 307. L'inscription est encore utile à l'égard des acquéreurs,
parce que l'héritier pourrait vendre à l'insu des

créanciers. Le même auteur, MM. Persil, 2, 10 et 13.; Grenier, 2, 159.

Les créanciers pourraient encore inscrire au respect d'un acquéreur qui n'aurait pas fait transcrire son contrat avant le décès, ou avant l'ouverture de la faillite. M. Gren., 2, 159.

Dans ce dernier cas, les inscriptions prises par les créanciers hypothécaires profiteroient — elles aux créanciers non-inscrits et aux chirographaires ? Non, parce qu'ils n'avaient plus aucun droit sur l'immeuble vendu et que l'acquéreur ne pouvait être recherché que par les créanciers hypothécaires qui, en inscrivant, ont usé de leurs droits dans leur intérêt seul, surtout si l'acquéreur s'était imprudemment libéré : d'un autre côté, on ne peut pas dire que ces inscriptions soient prises sur les biens de la succession ou du failli, puisqu'ils étaient vendus avant l'événement. M. Gren., 2, 159, 160.

Mais si l'acquéreur devait encore son prix, nous pensons que les inscriptions que prendraient les créanciers hypothécaires ne leur attribuerait aucune préférence sur ce prix, et qu'ils viendraient en concurrence avec les chirographaires, parce que la somme due par l'acquéreur se trouve dans la masse de la succession ou de la faillite; que s'il en était autrement ce serait faire produire aux

inscriptions , au respect des créanciers chirographaires, une efficacité que repousse l'article que
nous examinons.

Sur la première hypothèse , c'est-à-dire, sur
celle où les créanciers auraient inscrit sur un objet
vendu dont le prix serait payé , on pourrait ob-
jecter que l'acquéreur aurait une action en garantie
qui amènerait une condamnation du montant de
la somme payée, pour laquelle il viendrait en
concurrence avec les créanciers chirographaires.
Nous sommes loin de méconnaître ce recours et ces
résultats , mais quel préjudice ferait-il éprouver
à ces créanciers ? Aucun : l'acquéreur viendrait
en concurrence avec eux. Mais si ce n'était pas
lui , ce seraient les créanciers qu'il a payés : ainsi,
il ne pourraient se plaindre, car l'intérêt est la
mesure des actions, et dès qu'ils ne seraient point
lésés , leur réclamation serait sans fondement. V.
M. Grenier, 2, 160.

L'article que nous discutons est applicable à
l'hypothèque légale de la femme d'un commerçant
qui n'a pris naissance que dans les dix jours de la
faillite ; cette hypothèque ne produit aucun effet.
Art. 443, 551,552 et 553 du Code de commerce.
M. Persil, 1, 3 et 8. — Il est aussi applicable
à l'hypothèque légale dn trésor public sur les

biens que le comptable possédait avant sa nomination ; elle n'a point d'efficacité , si elle n'a été
prise que dans les dix jours de la faillite , ou depuis
le décès. M. Persil , sur l'art. , n°. 7.

Mais l'hypothèque légale du mineur produirait
tout son effet, quoiqu'elle n'eût pris naissance que
dans les dix jours de la faillite. M. Gren. , 1 ,
264. On ne peut, dans ce cas, supposer de fraude.
M. Persil , sur l'art. , n°. 9 , émet l'opinion contraire. Nous pensons que c'est une erreur qui lui
est échappée.

Cet article ne peut être appliqué ,

1°. Comme on vient de le voir aux hypothèques légales indépendantes de l'inscription , à la
seule exception de celle de la femme d'un commerçant, lorsqu'il fait faillite dans les dix jours de ·
son mariage. M. Grenier , 1 , 264;

2°. Au privilége du vendeur , parce que la
créance qui en fait l'objet ne peut être suspecte.
M. Tarrible , 1 , 485. D'un autre côté, si les
créanciers, voulaient enlever au vendeur son droit
de préférence , ils n'y gagneraient rien , puisqu'il
pourrait prendre une voie encore plus sûre pour
se garantir de toute perte ; nous entendons parler
de la voie résolutoire ;

3°. Aux priviléges qui jouissent d'un délai pour

être inscrits, tels que ceux du cohéritier, ou co-partageant, des créanciers et légataires qui de-mandent la séparation du patrimoine du défunt, d'avec celui de l'héritier, aux termes de l'art. 2111, des architectes, du trésor public auquel la loi du 5 septembre 1807 donne un délai de deux mois pour inscrire (v. p. 22 de notre traité).

Dans tous les cas compris dans les trois numéros ci-dessus on peut inscrire non-seulement dans les dix jours de la faillite, mais encore depuis la fail-lite, et après l'ouverture d'une succession ac-ceptée par bénéfice d'inventaire, pourvu que les créanciers soient encore dans le délai d'inscrire, pour ceux qui en ont un.

Hypothèques anciennes.

Que doit-on décider à l'égard de ces hypo-thèques ? Peut-on les conserver par des inscrip-tions prises depuis la faillite, ou le décès?

Il faut faire une distinction. Si elles sont anté-rieures à la loi de brumaire an 7, elles ont pu être inscrites sous cette loi, et peuvent l'être sous le Code, depuis l'évènement qui enlève l'hypo-thèque des autres créanciers. Arrêt de cassation, Sirey, t. 8, 1, 125 et 222; 9, 2, 12; 10, 1,

698; 16, 1, 65; même t., 1, 381; 22, 1, 01. M. Grenier, 1, 243 et 252.

Mais si elles sont postérieures à cette loi elles n'ont pu être inscrites, même depuis le Code, ni dans les dix jours de la faillite, ni depuis le décès du débiteur, lorsque sa succession a été prise par bénéfice d'inventaire. M. Grenier, 1, 242.

Expropriation.

Jusqu'à quel point de l'expropriation le créancier peut-il inscrire ? Il le peut jusqu'à l'adjudication définitive. MM. Guichard, 3, 306; Persil, 2, 17; Grenier, 1, 222 et 224.

Mais du moment de l'adjudication tous les droits des créanciers sont convertis en actions; la vente investit l'adjudicataire de la propriété, au nom et dans l'intérêt des créanciers : dès-lors il n'est plus besoin de renouveller les inscriptions. Arrêts de cassation, Sirey, 21, 1, 180; 22, 1, 58.

Voir l'art. 2154 pour le renouvellement des inscriptions dans tous les cas où il doit avoir lieu.

2147.

Tous les créanciers inscrits le même jour exercent en concurrence une hypothèque de la même date, sans distinction entre l'inscription du matin et celle du soir, quand cette différence serait marquée par le conservateur.

Si l'antériorité entre les inscriptions prises le même jour eût être marquée par le conservateur, on aurait pu craindre de la collusion entre lui et un créancier ; et lors même que sa conscience ne lui reprocherait rien , un soupçon injurieux pourrait s'élever sur sa conduite et attaquer sa délicatesse , sans qu'il eût les moyens de se justifier. La loi a voulu parer à toute prévarication et par là enlever tout sujet de crainte aux créanciers.

Il ne s'agit ici que des hypothèques ordinaires et non des hypothèques légales que l'on inscrirait et qui remonteraient à la date de leur naissance, puisqu'elles existent sans inscription ; ni des priviléges qui ont un délai pour être inscrits.

2148.

Pour opérer l'inscription , le créancier représente , soit par lui-même , soit par un tiers , au conservateur des hypothèques , l'original en brévet , ou une expédition authentique du jugement ou de l'acte qui donne naissance au privilége ou à l'hypothèque.

Toute personne peut représenter au conservateur le titre qui confère l'hypothèque ou le privilége que l'on veut inscrire. La saisine du titre vaut de mandat en pareil cas. Le créancier qui n'aurait pas le titre de son débiteur aux mains pourrait encore conserver ses droits en requérant l'inscription au nom de lui créancier, aux termes de l'art. 1166 du Code civil et 778 du Code de procédure.

La loi ne dit pas que la représentation du titre sera constatée par quelqu'acte; que doit-on en conclure ? Que c'est une précaution prescrite dans l'intérêt des devoirs du conservateur, et que s'il veut inscrire le bordereau, sans observer cette précaution, il en est libre. MM. Tarrible, 1, 501 et Persil, sur l'art.

Comme l'inscription est un acte purement conservatoire, on ne considère pas la capacité de la personne qui la requiert: ainsi, un mineur, une femme mariée, peuvent la réclamer en leurs noms pour la publicité de leur hypothèque légale. MM. Tarrible, 1, 493; Persil, 2, 21: ils ne sont pas assujettis à la représentation du titre qui lui donne naissance, parce que l'art. 2153 apporte un exception à cette règle d'exhibition de titre en faveur des hypothèques légales.

Nous observons que l'on n'est point obligé non plus de représenter le titre d'une hypothèque antérieure à la loi de brumaire an 7. Lettres des ministres de la justice et des finances des 30 mars et 11 avril 1809 (Sirey, 9, 2, 215); M. Grenier, 1, 170.

On n'est pas toujours obligé d'avoir un acte authentique pour prendre une inscription, car on peut inscrire un privilége qui résulterait d'une créance constatée par acte sous seing-privé. Ex : d'un acte de vente, d'un partage ; encore si c'est un créancier chirographaire qui a demandé la séparation des patrimoines. V. l'art. 2103 ; M. Delv., 3, 562.

Si les priviléges étaient dégénérés en hypothèque, faute de les avoir inscrits dans les délais fixés par la loi, on pourrait de même prendre une inscription, quoiqu'ils fussent constatés par acte sous seing-privé. C'est une exception à la règle. V. nos observations sur l'art. 2113.

Quel est le titre que l'on doit présenter au conservateur ? C'est le titre qui sert de fondement au droit d'hypothèque, ou au privilége. Si le titre est prescrit peut-on inscrire ? Oui, mais l'inscription ne vaudra qu'autant que le droit sera reconnu par le débiteur et qu'il n'y aura pas de créanciers antérieurement inscrits qui le contesteront.

Si le droit est ancien et qu'il y ait titre récognitif, on doit exhiber le titre primordial, parce
que le dernier n'a pour objet que d'écarter la présomption de paiement qui résulte du temps.

Lorsque le titre constitutif de l'hypothèque a
été confirmé ou ratifié, on doit représenter l'acte
de confirmation ou de ratification, parce que le
droit d'hypothèque n'existe que par la réunion
de ces deux actes.

Si la créance a été cédée on doit joindre à
l'acte de cession le titre originaire. Sirey, 18 0,
1, 218 ; 1813, 1, 111 ; cependant ont peut se
borner à présenter ce dernier. Arrêt de cassation
(Sirey, 19, 1, 490). Il est bon d'exhiber les deux
actes pour que le conservateur ait connaissance
de la cession, et qu'il ne fasse pas la radiation de
l'inscription sur le seul consentement du cédant
qui pourrait agir de mauvaise foi.

Bordereaux.

Il y joint deux bordereaux écrits sur papier timbré, dont l'un peut être porté sur l'expédition du
titre ; ils contiennent :

On doit joindre au titre deux bordereaux ; il
n'est pas nécessaire de les signer. Le conserva-

teur pourrait-il faire une inscription sans bordereau ? M. Delv. , 3 , 564 , pense qu'il le peut.
Cet extrait du titre n'a pour objet que de faciliter
le travail du conservateur et de le mettre à l'abri
de toute recherche , lorsqu'il a fait copier exacte-
ment le bordereau sur ses registres ; mais le débiteur et ses créanciers ne peuvent quereller l'inscription qui aurait été faite sur le titre ; ils n'ont
point à consulter les bordereaux , c'est l'inscription qu'ils doivent voir , et si elle contient toutes
les énonciations requises par l'art. 2148 , elle est
valable, quoique les bordereaux fussent irrégu-
liers. Avis du conseil d'état du 26 décembre
1810. M. Delv. , au lieu cité.

> 1°. Les nom , prénom , domicile du créancier ,
> sa profession , s'il en a une , et l'élection d'un do-
> micile pour lui dans un lieu quelconque de l'ar-
> rondissement du bureau ;

Nom. L'erreur dans le nom est une nullité. En
effet, comment pourrait-on maintenir une inscription qui présenterait une erreur dans le nom du
créancier ? Le véritable créancier ne serait pas
connu et ne pourrait être appellé à un ordre. S'il
s'y présentait sans avertissement on lui opposerait
que l'inscription n'a pas été prise à son bénéfice.

M. Paillet, dans son édition de 1820, émet l'o-
pinion contraire. Il soutient que les créanciers ne
peuvent quereller une inscription qui présenterait
une erreur dans le nom, parce qu'il ne leur importe pas qu'elle soit prise par Lefevre ou par
Dumont, et qu'il leur suffit seulement de savoir
qu'il en existe une. Mais ne peut-il pas arriver
que le créancier qui conteste n'ait point consulté
les registres du conservateur avant de prêter : d'un
autre côté, les créanciers chirographaires ne peuvent-ils pas élever le débat, et sans doute ils ont
qualité pour le faire ? Dans ce cas il faut appré-
cier l'inscription, et le vice dont nous parlons
devra la frapper de mort.

Cependant, si de l'ensemble des énonciations il
était facile de reconnaître l'erreur, nous pensons
que l'inscription devrait être validée ; mais dans
le doute, les tribunaux doivent se décider contre
le créancier inscrit, parce que c'est sa faute si
son droit n'est pas mieux établi.

Prénom. Il sert puissamment à désigner les
individus, parce qu'une même famille a presque
toujours plusieurs branches ; néanmoins l'erreur
dans les prénoms ne fait point annuller l'inscription si, d'ailleurs, le créancier est suffisamment
connu. Sirey, tomes 9, 2, 186 ; 10, 1, 179 ;
11, 2, 252.

Domicile réel. Le défaut absolu d'énonciation du domicile réel vicie radicalement l'inscription. Arrêt de cassation (Sirey, 10, 1, 290) ; cependant la Cour royale de Paris a décidé le contraire (Sirey, 9, 2, 208). Si le créancier est suffisamment désigné par d'autres indications, l'inscription n'est pas nulle. Sirey, 7, 2, 674; 10, 1, 22 ; 12, 2 , 3. L'indication de la rue et de la maison n'est pas absolument nécessaire. Sirey, 15, 2, 237.

Profession. L'omission de la profession ne fait pas tomber l'inscription ; il en est de même de l'erreur dans l'énonciation. Sirey, 10, 1, 383; 11 , 2, 375. MM. Gren.,1, 151 ; Persil, sur l'art. Deux arrêts de Cours souveraines ont bien jugé le contraire (Sirey, 9, 2, 11 ; 10, 2, 564, mais ils sont antérieurs, et dans le temps où ils ont été rendus la Cour de cassation n'avait pas encore pris sa direction vers les modifications et les équipolences.

Élection de domicile. Cette formalité est substancielle. Les créanciers et les tiers acquéreurs ont besoin d'un domicile élu pour les demandes, soit en radiation, soit en distribution. L'omission de cette formalité fait donc annuller l'inscription, quoique le créancier fasse connaître son domicile réel. Sirey, 16, 1, 245, 20, 2, 99; MM. Grenier, 1, 197: Persil, sur l'art. Ce dernier est d'avis que si le créancier demeure dans l'arrondissement et que son domicile réel soit indiqué, le défaut d'élection ne doit pas faire rejeter l'inscription. Nous partageons son opinion.

Au nom de qui l'inscription doit-elle être prise ?

Elle peut l'être,

1°. Au nom de la succession, pourvu que l'on désigne suffisamment le défunt. Arrêt de cassation. (Journal du Palais, 1809, 2e. semestre, p. 1); M. Persil, sur l'art. V. une discussion intéressante dans le répert. de M. Merlin. V°. inscription.

2°. Au nom du créancier décédé, sans faire mention de son décès. Arrêt de la même Cour, du 5 ventôse an 13 ; M. Persil, question hyp. 1, 301.

3°. Au nom collectif d'héritiers, sans les dénommer. Il suffit de désigner celui qu'il représente. Sirey, 8, 2, 127; 9, 2, 208; 10, 1, 22; MM. Delv., 3, 565 ; et Gren., 1, 152. Deux ans avant le dernier arrêt, la Cour de cassation avait décidé le contraire, en annulant une inscription prise de cette manière. Sirey, 8, 1, 92 ; mais alors cette Cour était plus sévère dans ses principes.

4°. Au nom d'une raison de commerce, sans énoncer les prénoms des associés. Sirey, 10, 2, 67, 10, 1, 180 ; M. Delv. 3, 565.

5°. Au nom du cédant, sans faire mention du transport, quoiqu'il soit signifié, parce que le cessionnaire peut toujours agir au nom de celui dont il a les droits. Rousseaud de la Combe, V°. transport n°. 5 ; Poth., cont. de vente, n°. 550; MM. Gren. , 1, 153 ; Persil sur l'art.; arrêts de cassation des 15 ventôse an 13 et 25 mars 1816. Ce dernier arrêt est dans Sirey, 16 1, 233.

6°. Au nom du cessionnaire , même avant la signification de l'acte et encore que cet acte soit sous seing-privé. Arrêts de casation des 13 juin 1813 et 11 août 1819. Sirey, 19, 1, 490. M. Delv. , 3, 565 et 566.

7°. Par la même raison, le subrogataire peut inscrire indifféremment en son nom, ou en celui du subrogeant ; seulement, s'il y a délégation, elle doit être acceptée. MM. Gren. , t. 2, p. 226 ; Delv. , 3, 563 ; Toullier, 7, n°s. 287, 288 et 289 ; Denevers, 22. supp. p. 51.

8°. Au nom de l'usufruitier , et si elle énonce

les noms et les droits du propriétaire, avec l'indication de son domicile, l'inscription profitera à l'un et à l'autre. Argument tiré d'un arrêt de cassation du 13 juin 1813. Bulletin, n°. 66. M. Delv. 3, 564.

> 2°. Les nom, prénom, domicile du débiteur, sa profession, s'il en a une connue, ou une désignation individuelle et spéciale, telle que le conservateur puisse reconnaître et distinguer dans tous les cas l'individu grevé d'hypothèque ;

La publicité des hypothèques n'a véritablement lieu, et ne produit l'effet que la loi a eu en vue, que lorsque le débiteur est désigné dans les inscriptions, de manière à être facilement reconnu. Il faut que le conservateur ne puisse manifester aucune incertitude lorsqu'il est interrogé. Toute équivoque pourrait être funeste aux tiers.

Le nom du débiteur est donc une formalité substancielle de l'inscription. Une erreur dans la manière d'écrire le nom serait même une cause de nullité, si cette erreur était de nature à tromper.

Prénom. L'omission du prénom ne ferait périr l'inscription qu'autant que les autres énonciations ne feraient pas suffisamment connaître le débiteur, il en serait de même de l'erreur dans les prénoms.

Domicile. L'indication du domicile est un des moyens qui servent à faire connaître les personnes. L'inscription doit donc l'énoncer ; cependant si par les autres désignations le débiteur est suffisamment connu, l'omission du domicile ne fera pas prononcer la nullité. Voir ce que nous avons dit à l'égard du créancier.

Profession. Il faut désigner le débiteur par sa profession, s'il en a une connue, mais s'il n'en a pas, ou si l'on ne connaît pas celle qu'il a, il faut employer tous les moyens possibles de désignation, afin que le conservateur puisse le reconnaître sur ses registres.

On doit inscrire sur le débiteur. Que doit-on considérer comme tel ?

C'est le débiteur originaire, le débiteur personnel, et non le débiteur hypothécaire. Sirey, 7, 2, 721 ; 8, 2, 289 ; 10, 265 ; 12, 2, 45 ; 16, 1, 265 ; MM. Delv., 3, 567 ; Gren., 1, 172. Un arrêt de cassation, du 13 thermidor an 12, avait bien décidé le contraire ; mais cet arrêt n'a profité qu'à celui qui l'a obtenu, si toutefois l'affaire n'a point été jugée contrairement par la suite.

Si l'acquéreur était chargé de payer une rente par son contrat, le créancier pourrait inscrire sur lui, mais pour cela il faudrait qu'il acceptât la délégation. Il ne pourrait en même temps inscrire sur le débiteur originaire, parce que l'acceptation de la délégation opérerait une novation.

3°. La date et la nature du titre ;

Date. L'omission de la date du titre, ou une erreur dans l'énonciation de cette date, ne vicie pas radicalement l'inscription : c'est ce que l'on voit dans le dernier état de la jurisprudence. Sirey, 12, 2, 62 ; 16, 1, 151 ; 21, 1, 35 ; M. Gren., 1, 158 ; t. 2, 236 et suivantes. Auparavant on prononçait la nullité. Sirey, 7, 1, 234 ; 8, 2, 92 ; M. Persil pense qu'on doit la prononcer encore. Un dernier arrêt de cassation a décidé dans ce sens. Sirey, 22, 1, 249. On voit avec peine cette incertitude dans la jurisprudence.

Nature du titre. Deux arrêts de cassation et un arrêt de Cour souveraine ont décidé que l'omission de la nature du titre n'infectait point de nullité l'inscription. Sirey, 16, 1, 407; 20, 1, 355 ; même tome, 2, 99. Comme chaque disposition de loi est toujours un objet de controverse, celle-ci n'a pas échappé à l'esprit de divergence, et la Cour de cassation qui s'était prononcée par un premier arrêt contre la nullité, est revenue de son opinion. Sirey, 18, 1, 3oo, puis a repris sa première direction. Quoique depuis quinze ans , en jurisprudence, la voie la plus frayée ait égaré très-souvent le plaideur qui s'y est placé, néanmoins , dans cette fâcheuse perplexité l'auteur ne peut en indiquer une autre. Nous regardons donc que l'omission de la nature du titre ne doit point frapper de nullité l'inscription. C'est l'avis de M. Gren., 1, 158, t. 2, 237.

> 4°. Le montant du capital des créances exprimées dans le titre, ou évaluées par l'inscrivant, pour les rentes et prestations, ou pour les droits éventuels, conditionnels ou indéterminés , dans les cas où cette évaluation est ordonnée ; comme aussi le montant des accessoires de ces capitaux , et l'époque de l'exigibilité ;

Comme on le voit, il est toujours question de la publicité. Ici la loi exige que l'on fasse connaître le montant du capital des créances et leurs accessoires. Cette connaissance est indispensable dans le système de loi ; si l'inscription ne la donnait pas, elle serait nulle. Sirey , 8 , 1, 556.

L'erreur dans l'énonciation du capital, soit en plus soit en moins, n'est point une cause de nullité. M. Delv. 2, 665, note 4 et p. 672, note 12, n°. 6. Si elle est en plus, le débiteur peut faire réduire l'inscription avec dommages-intérêts, s'il a éprouvé quelque préjudice. Si elle est en moins, le créancier ne pourra réclamer que le montant de l'évaluation.

On doit aussi déclarer la quotité des accessoires que l'on veut conserver. Mais s'il s'agit d'intérêt ou d'arrérages de rente, on ne pourrait pas inscrire pour plus de deux années et la courante, parce que les intérêts n'étant pas encore nés, ce serait une véritable hypothèque prépostère. M. Delv., 3, 570.

On doit donc évaluer les dépenses et les dommages-intérêts, à peine d'être privé d'hypothèque pour ces créances seulement, parce que l'inscription subsistera pour le capital qui aura été énoncé. M. Gren., 1, 198.

Exigibilité. L'expression exigible suffit, sans dire à quelle époque. Sirey, 11, 1, 320 ; 13, 1, 257 ; MM. Delvincourt, 3, 568, et Grenier, 1, 164.

Sous la loi de brumaire an 7, et dans les premières années du Code, une infinité de bordereaux omettaient l'époque de l'exigibilité des créances, ce qui compromettait beaucoup de fortunes. La loi du 4 septembre 1807 fut portée pour sauver du naufrage ceux qui en étaient menacés;

elle accorda six mois pour rectifier les inscriptions. On considéra donc que la mention de l'époque de l'exigibilité était une formalité substancielle. La cour de cassation l'avait aussi décidé.

Plusieurs arrêts, depuis cette époque, ont décidé que la mention de l'exigibilité peut avoir lieu en termes équipollens. Sirey, 13, 1, 257; Denevers, 12, 109; Sirey, 15, 1, 223; 21, 2, 185. La Cour de cassation, dans son dernier arrêt, a regardé que le point de savoir s'il y avait, ou non, dans une inscription, mention de l'exigibilité, était une question de fait et non de droit, qui est du domaine exclusif des tribunaux ordinaires.

De ce que la mention de l'exigibilité ou de la non exigibilité peut avoir lieu par équipollence, il en faut conclure qu'elle n'est pas nécessaire d'nue manière expresse dans l'inscription prise pour la conservation du capital d'une rente perpétuelle. C'est ce que la Cour de cassation a décidé le 2 avril 1811. Sirey, 11, 1, 195; M. Grenier, 1, 163. Il en est de même des arrérages. Même arrêt. M. Paillet émet une opinion conforme sur les deux points.

Elle a pareillement décidé que l'inscription prise pour des effets de commerce protestés, qui ne parlait pas de l'époque d'exigibilité, n'était pas nulle, parce que le mot *protesté* indique suffisamment l'exigibilité. Journal du Palais, t. 55, p. 528.

L'erreur dans l'époque de l'exigibilité peut être une cause de nullité, si elle est dommageable aux tiers, par exemple, si elle a été indiquée comme plus éloignée que celle portée au contrat. M. Persil, sur l'art ; mais si l'époque déclarée dans l'inscription était plus rapprochée, les créanciers n'auraient aucun sujet de se plaindre. Le même; M. Gren., 1, 163; Sirey, 14, 1, 82.

Là mention de l'exigibilité est nécessaire dans une inscription prise pour conserver le montant d'une condamnation. Sirey, 10, 2, 67; Même tome, 2ᵉ. partie, p. 372 ; tome 17, 1, 148.

5º. L'indication de l'espèce et de la situation des biens sur lesquels il entend conserver son privilége ou son hypothèque.

Cette dernière disposition n'est pas nécessaire dans le cas des hypothèques légales ou judiciaires : à défaut de convention, une seule inscription, pour ces hypothèques, frappe tous les immeubles compris dans l'arrondissement du bureau.

L'inscription ne doit présenter que la désignation portée au contrat constitutif de l'hypothèque; et, comme nous avons parlé, sous l'art. 2129, du mode de désignation des biens que l'on affecte, nous renvoyons à cet article; seulement nous observerons que la jurisprudence n'admet plus de nullité pour insuffisance, dans une inscription, de l'indication de l'espèce et de la situation des biens, puisqu'il a été décidé qu'il suffit d'inscrire *sur tous les biens que possède le débiteur dans la commune de N......, et autres environnantes.* Sirey, 21, 2, 163; même année. 1, 420; *qu'encore qu'il y ait erreur dans l'indication de la commune de la situation, l'inscription ne peut être annullée.* Sirey, 21, 1, 4.9. On doitconclure de ces arrêts qu'il faut omission entière de la désigation, pour qu'il y ait nullité dans l'inscription.

Observations générales.

On a dû remarquer, dans tout ce que nous avons dit, que la jurisprudence des équipollences a adouci singulièrement la rigueur du droit sur les nullités.

Que toutes les fois que les tiers n'ont pu être induits en erreur, ils sont sans intérêt à présenter les vices d'une inscription. V. M. Gren., 1, 159, 160, 162; Sirey, 19, 1, 245.

Les inscriptions à faire sur les biens d'une personne décédée, pourront être faites sous la simple désignation du défunt, ainsi qu'il est dit au n°.
2 de l'art. précédent.

On peut ne pas connaître les héritiers d'un
débiteur, ou n'en connaître que quelques-uns :
dans ces deux cas, la loi donne la faculté d'inscrire sous la simple désignation du défunt ; mais
cette désignation doit se faire selon le vœu du
n°. 2, de l'article précédent.

Si le créancier connaît les héritiers et qu'il
veuille inscrire sur eux, il doit les désigner tous
nominativement, sinon il n'aura hypothèque que
sur les biens qui écherront, par l'effet du partage,
à ceux qui figureront dans l'inscription, et si ces
biens n'étaient pas affectés à la créance, l'inscription serait sans effet. M. Persil, sur l'art.

Cet auteur se fait la question de savoir si le
créancier pourrait encore inscrire sur le défunt,
lorsque l'héritier aurait reconnu la dette et fourni
titre nouvel, et il se décide pour la négative, par
la raison que sa reconnaissance opère tout à la fois
une acceptation de la succession et une novation.
Nous sommes loin de partager son opinion, à
moins qu'il ne suppose, comme on serait tenté
de le croire, que le créancier ait accepté l'hé-

ritier pour débiteur; mais s'il n'y a qu'acceptation de la succession et reconnaissance de la dette, ces actes ne peuvent nuire au créancier qui n'y a point participé. La Cour d'Angers a décidé dans ce sens. Journal du Palais, t. 1, de 1815, p. 382.

Il n'est pas nécessaire de faire mention du décès du débiteur; on peut faire l'inscription comme s'il était vivant. M. Merlin, répert. V°. inscription.

On peut inscrire par renouvellement sur une personne décédée, quoique les biens soient dans les mains d'un acquéreur qui ait transcrit. Den., 1816, 520.

2150.

Le conservateur fait mention, sur son registre, du contenu aux bordereaux, et remet aux requérans, tant le titre ou l'expédition du titre, que l'un des bordereaux, au pied duquel il certifie avoir fait l'inscription.

C'est ce qui se trouve inséré sur le registre qui forme l'inscription au respect des tiers et non ce qui est dans le bordereau. Arrêt de la Cour d'appel de Caen, du 9 prairial an 13 et arrêt de cassation du 22 avril 1807; Den., même année, 234; M. Gren., 1, 473 et 474.

Les conservateurs sont responsables envers les inscrivans des erreurs qu'ils commettent dans les copies qu'ils font des bordereaux sur leurs registres. Avis du Conseil d'État du 11 décembre 1810. Sirey, 11, 2, 159; M. Gren., 2, 474. Cet avis les autorise à rectifier ces erreurs par une nouvelle inscription, à la date courante.

2151.

Le créancier inscrit pour un capital produisant intérêt ou arrérages, a droit d'être colloqué pour deux années seulement, et pour l'année courante, au même rang d'hypothèque que pour son capital ; sans préjudice des inscriptions particulières à prendre, portant hypothèque à compter de leur date, pour les arrérages autres que ceux conservés par la première inscription.

On prend les deux années indifféremment, parce que le créancier a pu ne recevoir, depuis quelque temps, que des à-comptes, ou recevoir les dernières années en faisant des réserves pour les années antérieures. Arrêt de cassation, Sirey, 16, 1, 250. Cet arrêt décide que l'année courante pour laquelle la même faveur est accordée, est l'année où l'ordre s'ouvre. C'est l'opinion de MM. Gren., 1, 198, 201 et Delv. 3, 570.

Si le créancier a inscrit pour ces deux années

et la courrante, en même temps qu'il l'a fait pour le capital, on ne pourra pas prétendre qu'il n'a conservé que les trois années qui ont suivi son inscription, et que les ayant reçues, il n'a plus d'hypothèque pour aucune année d'intérêt : dans ce cas, comme dans le précédent, les trois années seront prises indifféremment. C'est encore ce que décide l'arrêt que nous venons de citer.

Cet article n'est point applicable,

1°. Aux hypothèques légales non-sujettes à l'inscription : dans ce cas, la dispense embrasse tous les intérêts. MM. Gren., 1, 206, 494 et Persil, sur l'art. ;

2°. Aux créanciers et légataires qui ont demandé la séparation des patrimoines et qui ont inscrit dans le délai, parce que ces créanciers ont un droit exclusif sur les biens de la succession pour tout ce qui leur est dû en principal, intérêts et frais. MM. Persil, sur l'art. ; et Grenier, 1, 206;

3°. Au privilége du vendeur, parce que la faveur dont jouit le principal s'étend aux intérêts, à quelques sommes qu'ils puissent s'élever. Sirey, 16, 1, 171 ; 17, 1, 199 ; 18, 2, 233. MM. Gre., 2, 219; et Persil, sur l'art. Ces arrêts sont combattus par M. Delv., 3, 570. Nous avons aussi élevé la voix contre, parce que nous regardons que la préférence que l'on accorde aux intérêts du prix de vente est une large voie que la facilité ouvre à la fraude ; que d'un autre côté elle peut porter préjudice aux tiers qui ne pourront jamais connaître les droits du vendeur. V. ce que nous avons dit sur l'art. 2103.

Les intérêts des soultes de partage ne jouissent pas de la même faveur, parce qu'il n'y a pas vente dans ce cas. M. Gren., 1, 206, 251. Voir les conclusions de M. Moure, dans l'arrêt du 1er. mai 1817. Sirey, 17, 1, 199;

4°. Aux intérêts de tous capitaux qui échoient depuis la vente par expropriation forcée, parce que ce sont moins les intérêts de ces capitaux que ceux du prix de la vente, puisque les droits des créanciers, sur ce prix, leur sont acquis du moment de l'adjudication. Merlin, quest. de droit, 5e. édit. V°. Inscription, p. 394; MM. Gren., 1, 202 ; t. 2, 436 ; Persil, sur l'art.; Carré, sur la procédure, 2, p. 490.—De là la conséquence qu'il n'est pas nécessaire d'inscrire après l'adjudication.

Nous avons dit, sur l'art. 2148, que l'on ne pouvait pas inscrire pour plus de trois années d'intérêts non-échus. V. p. 227.

Il n'y a que les eréanciers entr'eux qui peuvent réclamer l'application de l'article que nous examinons : les tiers-acquéreurs , qui auraient payé leur prix, ne pourraient l'invoquer pour repous les demandes d'intérêts que les créanciers aurai formées. M. Persil, sur l'art. V. la dispositio de l'art. 2168.

2152.

Il est loisible à celui qui a requis une inscription , ainsi qu'à ses représentans ou cessionnaires par acte authentique, de changer sur le registre des hypothèques le domicile par lui élu , à la charge d'en choisir et indiquer un autre dans le même arrondissement.

La loi dit *cessionnaire par acte authentique,* parce que le conservateur ne doit agir qu'avec certitude , dans la crainte de compromettre les intérêts du créancier ; mais la disposition de cet article n'est applicable qu'au cas où il s'agit d'un simple changement de domicile , non à celui où une inscription nouvelle est prise par le cessionnaire , parce que dans ce cas il peut élire un autre domicile. Sirey , 19 , 1 , 492.

Le domicile élu n'est pas changé par le décès, lors même que la maison ne serait pas habitée. V. l'art. 2156.

Suivant une décision du ministre des finances, du 28 pluviôse an 9, les déclarations portant changement de domicile élu doivent être faites en marge de l'inscription ; elles doivent être si-gnées par le créancier. S'il ne sait pas signer, il est nécessaire d'un acte notarié.

2153.

Les droits d'hypothèque purement légale de la nation, des communes et des établissemens publics sur les biens des comptables, ceux des mineurs ou interdits sur les tuteurs, des femmes mariées sur leurs époux, seront inscrits sur la représentation de deux bordereaux, contenant seulement :

1°. Les nom, prénom, profession et domicile réel du créancier, et le domicile qui sera par lui, ou pour lui, élu dans l'arrondissement ;

2°. Les nom, prénom, profession, domicile ou désignation précise du débiteur ;

3°. La nature des droits à conserver, et le mon-tant de leur valeur quant aux objets déterminés, sans être tenu de le fixer quant à ceux qui sont con-ditionnels, éventuels ou indéterminés.

Ce sont les seules formalités que la loi pres-crive pour les inscriptions de ces sortes d'hypo-thèques. On n'exige point de représentation de titre, ni l'époque d'exigibilité, ni l'évaluation des droits éventuels ou indéterminés, ni de désigna-tion d'immeubles. MM. Persil, sur l'art., Gren., 1, 167.

Il n'est question ici que des inscriptions à prendre contre les débiteurs principaux des sommes hypothécaires ; on doit donc observer les formes des inscriptions en général à l'égard des cautions de l'engagement qui produit l'hypothèque légale. M. Grenier, 1, 633. Journal du palais 1809, art. 11.

Si l'inscription prise pour la femme, ou pour le mineur, était nulle, leurs droits ne seraient pas compromis, puisque leur hypothèque existe indépendamment de l'inscription. Cet article intéresse donc plus particulièrement l'état, les communes et les établissemens publics.

Les préfets prennent les inscriptions sur les comptables et autres débiteurs du trésor public, et les receveurs des administrations requièrent celles qui intéressent ces administrations.

2154.

Les inscriptions conservent l'hypothèque et le privilége pendant dix années, à compter du jour de leur date ; leur effet cesse, si ces inscriptions n'ont été renouvelées avant l'expiration de ce délai.

L'inscription prise le 12 juillet 1810 a-t-elle été valablement renouvelée le 12 juillet 1820 ? Oui. Arrêt de la Cour de Paris, Sirey, 15, 2,

228; MM. Grenier, 1, 211; Delv., 3, 583; Persil, sur l'art., et Sirey, dans une consultation, t. 22, 2, 217. L'arrêt a même décidé qu'elle pourrait être renouvelée le 15 juillet. MM. Delv. et Persil sont de cet avis. Il nous semble que c'est interpréter trop largement la loi et nous pensons, comme MM. Grenier et Sirey, qu'il faut renouveler le douze.

Si le délai expire le dimanche, on peut prendre l'inscription de renouvellement le lendemain. M. Gren., 1, 212. Nous pensons que cela souffre difficulté. Voir un arrêt sur l'art. 157 du Code de procédure.

Toute inscription doit être renouvelée, sinon le créancier rentre dans la même position où il était avant de l'avoir prise. Avis du conseil d'état du 15 décembre 1807 (Sirey, 1808, 2, 81). MM. Persil, sur l'art. et Gren., 1, 239.

Quoique l'immeuble affecté ait changé de main, il faut renouveler l'inscription sur le débiteur originaire, s'il n'y a pas eu de purgement. Arrêt de cassation du 27 mai 1816 (Sirey, 16, 1, 265). M. Delv., 3, 581.

Le conservateur des hypothèques n'est pas tenu de renouveler l'inscription d'office. Avis du conseil d'état du 22 janvier 1808. Sirey, 8, 2, 81.

On est dispensé du renouvellement dans plusieurs cas.

1°. Après l'adjudication sur expropriation forcée. Argument tiré de plusieurs arrêts qui ont décidé que la notification de la saisie n'empêchait pas la péremption de l'inscription. Sirey, 21, 1, 180; même année, 2°. partie, p. 182; 22, 1, 38; M. Grenier, 1, 218 à 224. Cet auteur regarde qu'il est plus prudent de renouveler jusqu'à l'ouverture du procès-verbal d'ordre ; page 225. Deux arrêts de Cours royales avaient jugé que la notification de la saisie fixait les droits des créanciers. Sirey, 16, 2, 175 et 17, 2, 238; mais ces arrêts ne présentent plus aucun préjugé depuis les décisions de la Cour de cassation;

2°. Après la notification de la vente volontaire. MM. Persil, sur l'art.; Grenier, 1, 230. Journal du palais 1815, 3, 223; Sirey, 16, 2, 175; tome 23, 2, 246.

Mais dans ce cas M. Persil conseille de faire tenir l'ordre le plus tôt possible, parce que, si les créanciers étaient long temps sans agir, l'acquéreur pourrait revendre ou contracter des dettes, et le défaut de renouvellement pourrait induire en erreur le nouvel acquéreur, ou les derniers créanciers qui, consultant les registres du conservateur, n'y trouveraient plus aucunes des anciennes inscriptions : cette erreur ferait valoir leurs droits.

On doit renouveler,

Quoique le débiteur soit en faillite, ou quoique la succession soit prise par bénéfice d'inventaire, ou encore quoiqu'un jugement déclare l'immeuble affecté à l'hypothèque. Arrêt de cassation du 18 juin 1817 (Sirey, 17, 1, 287). M. Grenier, 1, 235, 237.

Deux arrêts de Cours royales ont décidé que la faillite fixait les droits des créanciers et dispensait du renouvellement. Sirey, 12, 2, 408; 20, 2, 306. MM. Delv., 5, 580 et Persil, sur l'art., sont de cet avis. Néanmoins nous conseillons de prendre pour règle l'arrêt de la Cour de cassation, encore que cette règle puisse faillir.

Quoique l'avis du conseil d'état du 15 décembre 1807 dise que le vendeur doive renouveler l'inscription d'office, ce n'est pas qu'il entende altérer son privilége, mais c'est pour marquer que le conservateur n'est pas tenu de faire le renouvellement : ainsi, le vendeur, qui laisse périmer son inscription, conserve toujours son privilége, puisque la loi ne lui fixe aucun délai pour inscrire. Sirey, 18, 2, 19. M. Delv., 3, 582.

Mais s'il y a eu revente, il sera obligé de renouveler, avant l'expiration des dix ans, dans la
quinzaine de la transcription du second contrat.
V. ce que nous avons dit sur l'art. 2108.

Les femmes devenues veuves, et les mineurs
devenus majeurs, peuvent se dispenser aussi de
renouveler les inscriptions qui ont été prises dans
leur intérêt, parce que leur hypothèque existe
indépendamment de l'inscription. Avis du conseil
d'état du 12 mai 1812. M. Delv., 3, 583.

L'inscription d'office prise par les agens ou
les syndics d'une faillite, ne conserve pas les
droits des créanciers dont les inscriptions viennent
à se périmer. M. Grenier, 1, 264. On trouve
un arrêt de Cour souveraine dans Sirey, 12, 2,
408, qui a décidé le contraire; mais cet arrêt
n'est pas fondé en principe.

L'inscription de renouvellement doit contenir
les mêmes formalités que l'inscription primitive,
et l'une, comme l'autre, ne peuvent être critiquées
que par des tiers qui auraient été induits en erreur
par les vices qu'elles contiendraient. Sirey, 18, 1,
300; 19, 1, 245. M. Grenier, 1, 159, 160,
162 et 240.

Les frais des inscriptions sont à la charge du débiteur ; s'il n'y a stipulation contraire ; l'avance en est faite par l'inscrivant, si ce n'est quant aux hypothèques légales, pour l'inscription desquelles le conservateur a son recours contre le débiteur. Les frais de la transcription, qui peut être requise par le vendeur, sont à la charge de l'acquéreur.

Le débiteur, en contractant une obligation, prend sur son compte tous les frais nécessaires, soit pour conserver la créance, soit pour la faire payer ; c'est le droit commun. Cet article ne parle des frais d'inscription, qu'à titre de réglement, et pour autoriser le créancier à les réclamer en même temps que son capital et au même rang d'hypothèque : Nous pensons donc qu'il n'a pas besoin d'inscrire pour ces frais. M. Persil est de cet avis.

L'article 23 de la loi du 21 ventôse an 7 dispensait l'état, les hospices et autres établissemens publics de faire l'avance des frais d'inscription. Notre article étend cette faveur à toute hypothèque légale pour l'inscription de laquelle le conservateur a aussi son recours contre le débiteur.

Les fabriques doivent aussi profiter des mêmes avantages. Décision du gouvernement du 24 pluviôse an 13 ; M. Persil, sur l'art.

Les tuteurs ne doivent pas supporter les frais

de l'inscription qu'ils prennent sur leurs biens,
parce que leur administration étant gratuite et
toute dans l'intérêt des mineurs, ils doivent être
entièrement indemnisés de leurs dépenses. La loi
du 11 brumaire an 7, art. 24, en avait une disposition expresse. Il en est encore de même. M.
Persil émet cette opinon.

2156.

Les actions auxquelles les inscriptions peuvent
donner lieu contre les créanciers, seront intentées
devant le tribunal compétent, par exploits faits à
leurs personnes, ou au dernier des domiciles élus
sur le registre ; et ce, nonobstant le décès, soit des
créanciers, soit de ceux chez lesquels ils auront fait
élection de domicile.

Quel est le tribunal compétent ? C'est celui du
bureau de la conservation des hypothèques où
l'inscription a été prise, s'il s'agit d'une simple
demande en main-levée. M. Gren., 1, 188 et
Delv., 3, 565. V. l'art. 2159.

Mais, si l'on demande la nullité de l'acte constitutif de l'hypothèque, pour faire tomber l'inscription, par voie de conséquence, il faut saisir le
tribunal du créancier, parce que l'action est personnelle. M. Gren., 1, 188.

S'il y a défaut d'élection de domicile, on conseille d'assigner en nullité, ou en main-levée, au domicile réel, pour procéder, comme nous venons de le dire, ou devant le tribunal du créancier, ou devant celui où l'inscription a été prise. M. Gren., 1, 197.

Les exploits doivent être délivrés à la personne du créancier, ou à son domicile élu : de là, il faut conclure que s'ils étaient faits au domicile réel, sans qu'ils fussent remis à la personne du créancier, l'action serait nulle. Le législateur a pu avoir pour motif que le créancier a compté sur la vigilance recommandée à la personne chez laquelle il a élu domicile et qu'il n'a pas dû s'attendre qu'on irait l'assigner à son domicile réel, d'où il pourrait s'éloigner sans donner aucuns ordres relativement à ses inscriptions. M. Delv., 3, 565.

Quant au domicile élu, l'assignation peut être donnée soit au maître, soit à ses domestiques ou serviteurs.

Doit-on observer le délai relatif à la distance, du domicile d'élection au domicile réel ? Non. Arrêt de la Cour de Colmar du 25 novembre 1809 ; M. Delv., 3, 566 est de cet avis.

On est dispensé du préliminaire de conciliation. On conseillela voie de requête, en vertu de l'art.

72, du Code de procédure. M. Grenier, 1, 195.

La Cour de Riom, par arrêt du 20 août 1810 (Sirey, 14, 2, 170), a décidé, qu'en matière d'ordre, l'appel, signifié au domicile élu dans l'inscription, est nul. Il nous semble qu'il faut faire une dictinction : si l'on a attaqué l'acte constitutif de l'hypothèque, l'appel doit être signifié au domicile réel ; mais, si l'on a contesté la validité de l'inscription, l'appel peut être signifié au domicile élu. C'est l'opinion de M. Delv., 3, 566.

Le jugement portant radiation d'une inscription doit être signifié au domicile réel et non au domicile élu. Lettres de leurs excellences le grand juge et le ministre des finances, des 21 juin et 5 juillet 1808 (Sirey, 1810, 2, 499). Arrêt de cassation du 29 août 1815 (Sirey, 15, 1, 450). Cet arrêt a cassé un arrêt de la Cour de Paris, qui avait décidé le contraire. M. Delv., 3, 566, s'élève contre l'arrêt de cassation et contre les lettres ministérielles : il pense que le jugement peut être signifié au domicile élu. Les raisons qu'il donne ne sont pas de nature à détruire ces autorités : en effet, il dit que le créancier a pu changer son domicile réel et laisser ignorer sa retraite ; mais n'a-t-il pas désigné son domicile dans l'instance, et n'est-on pas autorisé à faire toutes significations au dernier domicile connu ? Nous pensons que c'est une erreur que professe cet estimable auteur.

CHAPITRE V.

De la radiation et réduction des inscriptions.

2157.

Les inscriptions sont rayées du consentement des parties intéressées et ayant capacité à cet effet , ou en vertu d'un jugement en dernier ressort ou passé en force de chose jugée.

La radiation est volontaire ou forcée.

De la radiation volontaire.

Peuvent souscrire des actes de radiation ou de réduction ,

1º. Toute personne ayant la libre disposition de ses biens ;

2º. Le mandataire général , à l'effet de donner toute main-levée des inscriptions ;

3º. La femme séparée de biens , ou qui a des créances paraphernales; elle le peut seule. Sirey, 15, 2, 359. MM. Delv. , 3, 619 ; Pigeau, proc. civ. t. 1. p. 6. Ce n'est pas le sentiment de M. Persil ; il pense que la femme ne peut consentir une radiation d'inscription qu'avec l'autorisation de son mari, ou de la justice ; mais il n'a pas examiné ce point ;

4°. Le mari seul, lorsqu'il s'agit d'inscriptions prises pour la conservation de créances dotales, ou des créances de sa femme mariée en communauté. Art. 1549 et 1576. M. Persil, 2, 103.

Quant à la cession, ou subrogation que la femme pourrait consentir relativement à ses droits sur son mari, voir nos observations sur l'art. 2121, page 128 ;

5°. Le tuteur en recevant le montant de la créance. Mais le peut-il, s'il ne le reçoit pas ? La négative a été décidée par les ministres de la justice et des finances, dans deux lettres des 29 frimaire et 14 nivôse an 13 (Sirey, 5, 2, 200). Leurs EE. écrivaient que toutes les fois qu'il s'agit de radier, sans qu'il apparaisse du paiement de la créance, soit pour la réduction de l'inscription, soit pour la transmettre d'un lieu sur un autre, enfin dans toutes les circonstances où la radiation peut préjudicier aux intérêts des mineurs et interdits, la délibération du conseil de famille, suivie d'homologation, était indispensable. M. Grenier, 2, 465, partage cette opinion. M. Tarrible, t. 1er., p. 547, est d'un sentiment contraire, mais il ne l'a pas motivé ; d'un autre côté, il paraît qu'il ne connaissait pas les lettres ministérielles ;

6°. Le mineur émancipé, lorsqu'il reçoit pareil-lement le montant de la créance et encore lors-qu'il est assisté de son curateur. Art. 482 ;

7°. Les syndics provisoires ou définitifs d'un failli, également lorsqu'ils reçoivent le montant de la créance sous l'autorisation du commissaire , art. 492 du Code de commerce. Nous disons lorsqu'ils reçoivent le montant de la créance , parce qu'il y a même raison de le décider pour eux que pour le tuteur : en effet, ils sont les mandataires de la masse , mais, pour administrer utilement, avec sagesse et prudence. La loi trace leur pouvoir ; ils ne peuvent faire que les actes qu'elle autorise : or, elle autorise tout acte conservatoire, mais non l'acte qui pourrait porter préjudice aux créanciers: en un mot, les syndics, comme les tuteurs , ne peuvent agir que dans l'intérêt des personnes qu'ils représentent et n'ont point de capacité pour faire les actes qui pourraient leur nuire ;

8°. Les envoyés en possession provisoire des biens d'un absent, parce qu'ils ont reçu de la loi le pouvoir d'administrer ces mêmes biens , et par conséquent de recevoir le remboursement des créances, d'où dérive le droit de donner main-levée des inscriptions. MM. Grenier, 1 , 466 et Persil , sur l'art.;

9°. Ceux qui ont un conseil judiciaire, mais avec l'assistance de ce conseil. Art. 513 ;

10°. L'agent du trésor public, lorsqu'il s'agit d'inscriptions prises dans l'intérêt du gouvernement ; l'acte, qui contient le consentement à la radiation, doit être authentique et doit faire mention des arrêts de la Cour des comptes, ou arrêtés ministériels en exécution desquels la main-levée est donnée. Décisions de leurs EE. les ministres des finances et du trésor public, en date des 28 novembre 1808 et 24 janvier 1809 (Sirey, 10, 2, 331);

11°. Les receveurs des communes, des hospices et des établissemens publics, mais seulement en vertu d'une décision spéciale du conseil de préfecture, prise sur une proposition formelle de l'administration, et de l'avis du comité consultatif établi dans le chef-lieu de chaque arrondissement communal, en exécution de l'arrêté du   messidor an 9, v. le décret du 11 thermidor an 12.

Comme on le voit, il ne s'agit, dans dans ces deux numéros, que des radiations d'inscriptions prises sur des particuliers et non sur les receveurs eux-mêmes. Quand aux radiations des inscriptions prises sur les biens des comptables, elles s'opèrent sur la remise de l'expédition des arrêtés du Préfet qui les ordonne. Décision du ministre des finances, du 28 brumaire an 14. Sirey, 6, 2, 233.

Lorsqu'il s'agit de la radiation d'une inscription requise par un préposé de la régie, on procède ainsi : le receveur rédige l'acte portant son consentement et l'adresse à son directeur , pour qu'il le revêtisse de son avis. Après cette formalité , le directeur soumet cet acte à l'approbation du préfet. L'arrêté contenant son autorisation , et qui pourra être mis au pied, sera enregistré sur la minute. L'expédition en forme, revêtue de la signature et du sceau du préfet, suffira au conservateur pour opérer la radiation. V. deux décisions des ministres de la justice et des finances , des 21 floréal an 9. Sirey, 1 , 2, 593 et 2 messidor an 12.

Sont incapables de consentir des radiations,

1°. Les mineurs, lors même qu'ils auraient requis les inscrptions, parce qu'ils peuvent faire des actes utiles et avantageux, mais non des actes préjudiciables;

2°. Les interdits , par la même raison;

3°. Les femmes mariées sous le régime dotal, lors même qu'elles seraient assistées de leurs maris, lorsqu'il s'agit de radiation d'inscriptions prises pour leur dot, sur les biens de leurs maris, parce que sous ce régime, la dot mobilière, comme la dot immobilière, est inaliénable. Elles ne pourraient consentir de radiation en faveur de qui que ce soit. Si elles étaient mariées sous le régime de la communauté, elles ne pourraient, non plus, consentir la radiation de leurs inscriptions d'hypothèques légales en faveur de leurs maris, mais elles le pourraient en faveur d'un tiers envers lequel elles se seraient obligées, parce qu'alors la main-levée n'est que l'exécution de leur obligation. Sirey, 11, 1, 157; M. Grenier, 2, 466 et 467;

4°. Le curateur, ou l'administateur préposé pour gérer les biens d'un présumé absent, aux termes de l'art. 112 : dans ce cas, c'est au tribunal, sur les conclusions du procureur du roi, à ordonner la radiation. M. Persil, sur l'art.

De la radiation ordonnée par jugement.

Pour que l'on puisse exiger la radiation d'une inscription, en vertu d'un jugement, il faut que ce jugement soit en dernier ressort, ou qu'il ait passé en force de chose jugée. C'est le vœu de l'article.

Le jugement est en dernier ressort, lorsque l'affaire ne peut plus être soumise à un autre tribunal. Nous ne parlons pas de la Cour de cassation ; elle est hors les degrés de juridiction.

Il est passé en force de chose jugée, dans les cas présentés par l'art. 1351 du Code civil. V. M. Toullier, t. 10, p. 93 ; il donne de longs développemens sur ce point.

L'art. 548 du Code de procédure, porte : « les « jugemens, qui prononceront une main-levée, « une radiation d'inscription hypothécaire, un « paiement, ou quelqu'autre chose à faire par « un tiers ou à sa charge, ne seront exécutoires « par les tiers ou contre eux, même après les « délais de l'opposition ou de l'appel, que sur le « certificat de l'avoué de la partie poursuivante, « contenant la date de la signification du juge- « ment faite au domicile de la partie condamnée, « et sur l'attestation du greffier, constatant qu'il « n'existe contre le jugement ni opposition, ni « appel. »

Il faut que les jugemens ne soient plus suscep- tibles d'opposition ou d'appel, pour que le con- servateur puisse faire une radiation ; car jusque là, ils ne sont pas passés en force de chose jugée. Sirey, 8, 2, 227 ; MM. Persil, sur l'art ; Gren., 2, 468 ; Delv., 3, 620. Ce sentiment est con- traire à une lettre du ministre des finances du 13 mars 1809 ; néanmoins nous pensons qu'il doit

être suivi, car il est fondé en sagesse et en principe, tandis que la pratique, enseignée par son
excellence, entraînerait de graves inconvéniens.

Si sur le pourvoi, un jugement ou un arrêt
était cassé, l'inscription rayée devrait-elle être
rétablie à son rang? Oui, au respect des créanciers inscrits au moment de la radiation; mais
elle est primée par les créanciers qui ont acquis
leurs hypothèques et inscrit depuis cette radiation. Sirey, 12, 2, 370; MM. Delv., 3, 619;
et Paillet, sur l'art.

Les jugemens par défaut doivent être considérés comme passés en force de chose jugée,
lorsque la partie ayant avoué, trois mois et
huit jours se sont écoulés depuis la signification
du jugement, parce que l'art. 157 donne, dans
ce cas, un délai de huitaine à compter du jour
de la signification, pour revenir par opposition,
et que l'art. 443 ne fait partir le délai de l'appel que du jour où l'opposition n'est plus recevable.

Quand la partie n'a pas d'avoué, l'opposition
est recevable jusqu'à l'exécution, art. 158; et
du jour de l'exécution, il y a un délai de trois
mois pour appeller. On conçoit que, si un jugement ordonnait une radiation, sans prononcer de

condamnation , il serait difficile de faire un acte d'exécution pour faire courir les délais , mais ce cas est rare , le jugement doit toujours condamner aux dépens , et pour cet objet, on fait faire un des actes dont parle l'article 159. Nous observons qu'un procès-verbal de carence a été considéré comme un acte d'exécution. Sirey, 1816, 1, 409. MM. Berriat-Saint-Prix, t. 2, p. 562 , et Pig., p. civ., 1, 470.

L'art. 548 , rapporté ci-dessus , est applicable aux jugemens d'ordre , pour les certificats de l'avoué et du greffier. M. Persil, sur l'art.

La signification du jugement , qui ordonne une radiation, doit être faite, tant au domicile élu qu'au domicile réel. Sirey, 15, 1, 450 ; M. Grenier, 2, 469. L'arrêt a décidé contrairement à un avis de leurs excellences les ministres de la justice et des finances, des 21 juin et 5 juillet 1808. Sirey, 10, 2, 499.

Si le domicile réel est ignoré , on doit constater qu'on n'a pu le découvrir , en faisant des réquisitions au domicile élu. Sirey, 8, 2, 227, 9, 2, 18; Grenier, 2, 469.

La Cour de cassation a décidé, le 28 août 1809, que dans la procédure spéciale de l'ordre , la signification du jugement au domicile élu suffisait.

Si les tribunaux, en ordonnant une radiation, prononçaient l'exécution provisoire de leurs jugemens, quoique, en le faisant, ils commissent un excès de pouvoir, les conservateurs pourraient-ils se refuser à l'exécution provisoire ? Non, ils ne peuvent s'immiscer dans ce qui tient à l'autorité judiciaire ; leur devoir les oblige à se soumettre aux ordres de la justice. La partie lésée, par un pareil jugement, n'aurait d'autre parti que de prendre des défenses de la Cour.

De la combinaison des articles 758, 767, 771 et 773 du Code de procédure, il résulte que s'il s'élève des contestations sur un ordre, les créanciers antérieurs, à ceux dont les droits seront contestés, pourront obtenir des bordereaux de collocation, par suite de paiement des sommes dues, et, comme une conséquence du paiement, la radiation des inscriptions prises pour la conservation de ces sommes.

Quant aux radiations, auxquelles peuvent donner lieu l'application des articles 954, 963 et 1673, elles ne peuvent être faites que sur le consentement des créanciers inscrits, ou en vertu de jugemens obtenus contre eux, car on ne peut se servir, pour rayer leurs inscriptions, des actes qui ont fait rentrer l'immeuble dans la main d'où

il était sorti. MM. Persil , sur l'art., et Gren.,
2, 470.

L'art. 9 de la loi du 5 septembre 1807, présente un cas où le conservateur doit faire des
radiations sans jugement et sans acte de consentement; c'est celui où le trésor public ne dépose
pas au greffe , dans les trois mois de la notification , un certificat constatant la situation du
comptable : dans ce cas il suffit au conservateur
que le greffier atteste que le dépôt n'a pas été
fait.

Lorsqu'il s'agit de la radiation d'une inscription prise pour une rente viagère qui est éteinte ,
il faut produire l'acte en bonne forme qui établit
le droit , la qualité et le consentement des héritiers du créancier de la rente. Instruction mi-
nistérielle du 17 novembre 1807. Sirey, 9, 2,
224; M. Gren., 2, 471.

2158.

Dans l'un et l'autre cas, ceux qui requièrent la
radiation déposent au bureau du conservateur l'expédition de l'acte authentique portant consentement
ou celle du jugement.

Si l'acte portant consentement à la radiation
renferme plusieurs conventions , un extrait de

cet acte contenant la partie qui a rapport à la
main-levée, suffira au conservateur. M. Persil.

2159.

La radiation non-consentie est demandée au tribunal dans le ressort duquel l'inscription a été faite,
si ce n'est lorsque cette inscription a eu lieu pour
sûreté d'une condamnation éventuelle ou indéterminée, sur l'exécution ou liquidation de laquelle
le débiteur et le créancier prétendu sont en instance ou doivent être jugés dans un autre tribunal; auquel cas la demande en radiation doit y
être portée ou renvoyée.

Cependant la convention faite par le créancier et
le débiteur, de porter, en cas de contestation, la
demande à un tribunal qu'ils auraient désigné,
recevra son exécution entre'eux.

. Les actions réelles sont portées devant le tribunal de la situation des biens. Art. 59 du Code
de procédure. Les hypothèques donnent un droit
réel, donc les demandes qui les concernent doivent
être soumises au juge où elles ont leur assiette.

Cependant la loi a laissé aux parties la faculté
de désigner un autre tribunal pour connaître de
leurs contestations ; mais ce tribunal de choix
n'est que pour elles et non pour les tiers. MM.
Gren., 1, 192 et Persil, sur l'art.

Quoique les inscriptions aient été prises en
vertu de condamnations prononcées, ou de con-

traintes décernée par l'autorité administrative, les demandes en radiation doivent être portées devant les tribunaux ordinaires, sauf le renvoi devant l'autorité administrative, si le fond du droit est contesté. Avis du Conseil d'État des 25 thermidor an 12 et 24 mars 1812. Bulletin n°. 7899.

L'attribution donnée au tribunal de la conservation des hypothèques où l'inscription a été prise, a lieu toutes les fois que la demande en main-levée est principale ; mais cette règle cesse lorsqu'elle n'est qu'accessoire et la conséquence de cette demande, Ex : Paul fait une obligation à Pierre pour une dette de jeu et lui donne une hypothèque sur ses biens ; Paul demande la nullité de son obligation devant le juge du domicile de Pierre, parce que l'action est personnelle : il pourra en même temps réclamer la radiation de l'inscription qui aurait été prise dans le ressort d'un autre tribunal. Sirey, 7, 2, 1001. MM. Gren., 1, 188 et Persil, sur l'art. La Cour de Paris a jugé le contraire. Sirey, 14, 2, 136 : mais nous pensons qu'elle s'est trompée.

Dans l'espèce dont nous venons de parler, un tiers acquéreur pourrait intervenir et former principalement, devant le tribunal ou plaideraient le débiteur et le créancier, la demande en radiation, dans le cas où elle ne serait pas réclamée. Arrêt de cassation, Sirey, 13, 1, 251; M. Persil.

Si le juge du domicile du créancier était saisi d'une demande en radiation et que le créancier ne proposât pas de déclinatoire, le juge devrait-il renvoyer d'office l'affaire? Nous ne le pensons pas, parce que l'action n'est pas purement réelle et que l'attribution est dans l'intérêt des parties. Les termes de la loi le prouvent. M. Persil, sur l'article.

2160.

La radiation doit être ordonnée par les tribunaux, lorsque l'inscription a été faite sans être fondée ni sur la loi, ni sur un titre, ou lorsqu'elle l'a été en vertu d'un titre soit irrégulier, soit éteint ou soldé, ou lorsque les droits de privilége ou d'hypothèque sont effacés par les voies légales.

On voit par cet article que la radiation doit toujours être ordonnée par les tribunaux, lorsqu'elle n'est pas consentie, ce qui exclut l'idée qu'on puisse l'induire d'un acte quelconque : aussi, c'est sur ce fondement que l'on a décidé que les héritiers d'un créancier de rente viagère devaient donner un consentement exprès à la radiation, en établissant leur qualité. Sirey, 9, 2, 224; M. Grenier, 2, 471. C'est également par cette raison que l'on est d'avis qu'il faut consentement ou jugement, pour faire radier les inscriptions qui périssent dans les cas prévus par les articles 954, 963, 1183 et 1673. MM. Gren,, 2, 470 et Persil sur l'art. 2157.

Nous avons déjà dit qu'il fallait avoir un intérêt pour quereller les inscriptions sous le rapport de la forme. De là la conséquence que le débiteur ne peut les attaquer sur ce point ; mais le tiers acquéreur a qualité pour cet effet, surtout s'il a payé son prix. M. Persil.

Lorsqu'une hypothèque de garantie a été stipulée, et qu'une inscription a été prise par suite, est-on fondé à demander la radiation de cette inscription, si l'acquéreur ne peut plus alléguer aucune crainte d'éviction? Pour décider ce point, il est bon de faire une distinction. Si l'acte ne porte pas le motif de la garantie, cette garantie et l'hypothèque, qui en assure l'exécution, durent 10 ou 20 ans, c'est-à-dire le temps exigé pour la prescription, l'orsque l'on acquiert de bonne foi et par juste titre. M. Persil, sur l'art., est d'avis qu'il faut 30 ans : nous ne pouvons partager son opinion. La Cour de Limoges a même décidé que dès qu'on ne pouvait exciper de dangers possibles , on devait donner main-levée de l'inscription. Sirey, 12, 2, 409.

Mais si le contrat présente la cause de la convention spéciale de garantie, l'hypothèque doit tomber avec cette cause. *Cessante causâ cessat effectus.* Ex : Pierre a acheté une terre par 50,000 f. Il l'a revend à Paul qui craint que son vendeur ne soit évincé pour cause de lésion. Il exige en conséquence une hypothèque de garantie. Cette hypothèque tombera par la prescription de l'action, et le vendeur pourra réclamer la radiation de l'inscription, si elle n'est consentie. M. Persil. La prescription est de 2 ans. art. 1676.

Si le conservateur refuse de radier il doit être poursuivi dans la même forme que le serait l'administration de l'enregistrement et des domaines elle-même, c'est-à-dire, que le procès serait instruit par mémoires signifiés aux parties, et qu'il serait statué sur les conclusions du procureur du roi. Décision des ministres de la justice et des finances, du 2 décembre 1807 ; M. Grenier, 2, 478.

Lorsqu'il s'agit d'actions résultant de leur responsabilité, ils sont poursuivis comme de simples particuliers, et l'affaire est instruite dans les formes ordinaires. Mêmes autorités.

Toutes les fois que les inscriptions prises par un créancier qui, d'après la loi, aurait droit d'en prendre sur les biens présens ou sur les biens à venir d'un débiteur, dans la limitation convenue, seront portées sur plus de domaines différens qu'il n'est nécessaire à la sûreté des créances, l'action en réduction des inscriptions, ou en radiation d'une partie en ce qui excède la proportion convenable, est ouverte au débiteur. On y suit les règles de compétence établies dans l'art. 2159.

La disposition du présent article ne s'applique pas aux hypothèques conventionnelles.

Cet article reçoit son application lorsqu'il s'agit;

1°. Des hypothèques légales des femmes, des mineurs et des interdits. Les art. 2140 et suivans ont fait connaître comment la réduction de ces sortes d'hypothèques pouvait s'opérer, soit dans leur principe, soit après leur établissement;

2°. De l'hypothèque légale de la nation et des établissemens publics, sur les biens des comptables qui, d'après l'art. 2122, peut s'exercer sur tous les immeubles appartenant au débiteur. Relativement à la forme de la réduction de l'hypothèque du gouvernement. Voir les art. 7, 8 et 9 de la loi du 5 septembre 1807. M. Persil pense que ces hypothèques ne sont pas susceptibles de réduction. Nous sommes d'avis que le cas où elle doit avoir lieu est laissé à l'arbitrage du juge.

M. Tarrible, t. 1, p. 565, met dans le même
rang l'hypothèque conventionnelle, dans le cas
où, conformémennt à l'art. 2130, le débiteur,
en reconnaissant l'insuffisance de ses biens présens
et libres, consent que chacun des biens qu'il acquierra par la suite, demeure affecté à l'hypothèque à mesure des acquisitions ; mais nous
pensons que cela fait difficulté, d'après les termes
de la loi, car elle excepte positivement les hypothèques conventionnelles sans distinction. Nous
croyons qu'une demande en réduction dans ce cas
devrait écheoir.

Le Code n'a pas d'effet rétroactif ; il ne dispose
que pour l'avenir : de là, la conséquence que les
hypothèques générales anciennes, soit conventionnelles, soit judiciaires, ne peuvent être réduites. Sirey, 5, 2, 183 ; 7, 2, 184 ; 9, 2,
29 ; MM. Grenier, 1, 399, 466, et Persil,
sur l'art. Deux arrêts ont décidé le contraire ;
mais les Cours qui les ont rendus n'étaient pas
pénétrées des principes de la non-rétroactivité.
Voir le même recueil, tomes 5, 2, 424 et 7, 2,
185.

Si par un acte fait depuis le Code on avait res-
treint l'affectation, cet acte opérerait une réduction de l'hpyothèque générale. J'ai vu ce cas

arriver plusieurs fois à l'occasion de titres nouvels: des notaires de campagne, véritablement moutonniers, ont cru bien faire en affectant, dans un titre récognitif, certains biens, lorsque l'hypothèque générale existait. Par là, sans s'en douter, ils portaient atteinte aux droits de leurs cliens. Cela prouve combien il est dangereux de s'adresser à des notaires ignorans. Voir les réflexions de M. Grenier, 1, 4oo.

Les priviléges ne sont pas susceptibles de réduction, parce qu'ils frappent spécialement certains biens, M. Persil.

La loi dit : sur plus de domaines différens : *Quid*, si l'hypothèque ne frappe qu'un domaine, mais d'une valeur bien supérieure au montant de l'inscription : le débiteur pourra-t-il réclamer la réduction ? Non, si ce domaine présente un tout indivisible, parce que la restriction serait sans objet, le débiteur ne pouvant le vendre divisément. On doit décider le contraire si le domaine est divisible, parce qu'il n'y aurait pas de raison à priver, dans ce cas, le débiteur de la restriction qui peut l'intéresser essentiellement. MM. Delv., 5, 535 et Tarrible, 1, 567. Cette distinction est rejettée par M. Persil qui pense qu'il n'y a pas lieu à restriction. Nous croyons l'opinion de

MM. Delv. et Tarr. plus conforme à l'esprit de la loi.

Qui peut demander la réduction? C'est le débiteur seulement, et non son acquéreur, ni ses créanciers. L'acquéreur peut purger, et les créanciers ne peuvent se plaindre de ce que l'un d'eux à un surcroît de garantie : ils sont sans intérêt, parce que leurs droits frappent sur le surplus des biens. C'est le sentiment de M. Tarrible, 1, 562.

Si l'inscription, dont on demande la restriction, frappe des immeubles situés dans plusieurs arrondissemens, à quel tribunal devra-t-on s'adresser ? Selon, M. Delv., 3, 535, on peut s'adresser indifféremment à celui des tribunaux que l'on voudra choisir, parmi ceux de la situation des biens hypothéqués. Au contraire, d'après M. Persil le créancier devra recourir à chaque tribunal, excepté à celui où il veut laisser subsister l'inscription. Nous croyons cette opinion fondée, surtout si le créancier refuse de plaider sur la restriction devant le tribunal où il sera cité. V. l'art. 2159.

La restriction forcée, n'étant qu'une radiation partielle, le conservateur ne peut l'opérer qu'en vertu d'un jugement en dernier ressort, ou passé en force de chose jugée. V. l'art. 2157.

Cet article détermine la proportion dans laquelle doit être la valeur de l'immeuble hypothéqué, relativement à la valeur de la créance. Nous pensons que la loi n'exige pas une précision mathématique dans la proportion ; l'évaluation des fonds n'en est pas susceptible.

Entend-on sous le nom de domaine un corps de biens distincts et séparés, régis par une ou plusieurs exploitations, et qui forment un corps de propriété sous une seule dénomination ? Ou bien, le législateur a-t-il voulu désigner par là chacun des bois, des vignes, des prés, des champs, dont la réunion compose une propriété désignée sous un nom collectif ? M. Tarrible, 1, 569, pense que cette dernière acception est dans la pensée de la loi, parce que la première serait inconciliable avec le but qu'elle s'est proposé : en effet, si une créance de 3,000 f. frappait un grand domaine de valeur d'un demi-million, voudrait-on prétendre qu'il n'y aurait pas lieu à restreindre l'inscription, tandis que si elle portait sur deux petites fermes, de valeur de 20,000, elle pourrait être réduite ? Nous pensons qu'une pareille interprétation est contraire à l'esprit de la loi.

2163.

Peuvent aussi être réduites comme excessives, les inscriptions prises d'après l'évaluation faite par le créancier, des créances qui, en ce qui concerne l'hypothèque à établir pour leur sûreté, n'ont pas été réglées par la convention, et qui, par leur nature, sont conditionnelles, éventuelles ou indéterminées.

On trouve ici une exception à la règle établie par l'art. 2161, que les hypothèques conventionnelles ne sont pas susceptibles de réduction. Cette exception est d'autant plus sage qu'elle concilie tous les intérêts : on laisse au créancier une garantie suffisante, et on affranchit dans la main du débiteur des biens qui étaient frappés d'une hypothèque excessive.

2164.

L'excès, dans ce cas, est arbitré par les juge d'après les circonstances, les probabilités des chances et les présomptions de fait, de manière à concilier les droits vraisemblables du créancier avec l'intérêt du crédit raisonnable à conserver au débiteur; sans préjudice des nouvelles inscriptions à prendre avec hypothèque du jour de leur date, lorsque l'événement aura porté les créances indéterminées à une somme plus forte.

Cet article prescrit un mode particulier pour déterminer la réduction dont l'inscription des créances conditionnelles ou indéterminées peut être passible. Ce mode est abandonné en entier à la discrétion et à l'arbitrage des juges. Ils ne sont nullement astreints à laisser sous le lien de l'hypothèque, des biens d'une valeur qui excède d'un tiers le montant de l'évaluation de la créance. Si cette évaluation, par exemple, était de 15,000 f. rien n'empêcherait les juges de réduire l'inscription à des immeubles d'une valeur de 10,000 f. M. Tarrible, 1, 574.

2165.

La valeur des immeubles dont la comparaison est à faire avec celle des créances et le tiers en sus, est déterminée par quinze fois la valeur du revenu déclaré par la matrice du rôle de la contribution foncière, ou indiqué par la cote de contribution sur le rôle, selon la proportion qui existe dans les communes de la situation entre cette matrice ou cette cote et le revenu, pour les immeubles non-sujets à dépérissement, et dix fois cette valeur pour ceux qui y sont sujets. Pourront néanmoins les juges s'aider, en outre, des éclaircissemens qui peuvent résulter des baux non-suspects, des procès-verbaux d'estimation qui ont pu être dressés précédemment à des époques rapprochées, et autres actes semblables, et évaluer le revenu au taux moyen entre les résultats de ces divers renseignemens.

La voie de l'expertise est quelquefois lente et toujours dispendieuse ; le législateur l'a écartée dans cette circonstance. Il a indiqué d'autres moyens de parvenir à la connaissance de la valeur des immeubles qu'on se propose de conserver dans le lieu de l'inscription. Le juge pourra s'aider de tous ces moyens.

CHAPITRE VI.

De l'effet des priviléges et hypothèques contre les tiers-détenteurs.

2166.

Les créanciers ayant privilége ou hypothèque inscrite sur un immeuble, le suivent en quelques mains qu'il passe, pour être colloqués et payés suivant l'ordre de leurs créances ou inscriptions.

L'hypothèque est un droit réel qui affecte l'immeuble sur lequel il est établi. Il est de la nature d'un pareil droit de pouvoir être exercé par celui

qui en est investi, contre tout nouveau possesseur : de là, la disposition que nous avons sous
les yeux,

Quelle que soit la nature de la mutation, le
droit de suite appartient également au créancier.
Ce droit s'applique à chaque portion des immeubles, parce que l'hypothèque est indivisible
et qu'elle frappe toutes les parties de l'immeuble
qui y est assujetti : *est tota in toto, et tota in
qualibet parte*, art. 2114.

De ce caractère d'indivisibilité on a induit que
la vente d'une portion des biens soumis à l'hypothèque donnait lieu au paiement des créances
hypothécaires non-exigibles. Sircy, 1810, 1,
159; 1812, 1, 521; M. Gren., 2, 69.

Au lieu de transférer la propriété de l'immeuble
hypothéqué, le débiteur peut modifier cette propriété de plusieurs manières : quel sera dans ces
cas le droit du créancier?

Supposons qu'il constitue un droit de servitude. Il est évident que le contrat translatif de
ce droit devra être transcrit aux termes de l'art.
2181, et qu'il y aura lieu à purgation. Si l'acquéreur ne purge pas, les créanciers auront le droit
de lui demander le paiement de leurs créances;
mais s'il purge et que les créanciers ne se con-

tentent pas du prix, pourront-ils surenchérir ?
Non, parce que la revente, à laquelle tend la
surenchère, ne peut avoir lieu dans ce cas, puisque la servitude ne peut convenir qu'à la propriété contigue. Les créanciers, dans cette circonstance, pourraient faire ordonner l'estimation
de la servitude pour déterminer la somme que
le tiers acquéreur devrait payer pour se libérer
de leurs hypothèques. C'est l'avis de MM. Persil,
et Delv. 3, 589.

S'il transfère l'usufruit de l'immeuble hypothéqué, le créancier pourra suivre cet immeuble,
comme il le pourrait envers un détenteur qui
aurait acquis la propriété. Si la cession d'usufruit était faite à vil prix, M. Delv.. 3, 590,
pense qu'on ne serait pas obligé de surenchérir
et qu'on pourrait réclamer une évaluation comme
pour le cas précédent. Nous ne pouvonsparta-
ger son opinion.

Lorsque le débiteur consent un bail de l'objet
affecté, quel en est l'effet à l'égard de l'hypothèque ? Si le bail est ordinaire, sans fraude et
sans anticipation de fermages, il aura lieu, si
toutefois il a date certaine avant le commandement tendant à expropriation forcée ; mais s'il
est à longues années, c'est-à-dire, s'il excède

9 ans, il pourra être annulé, parce qu'il sera préjudiciable aux droits des créanciers inscrits, qui ne retireront pas de la vente le même prix que si le bail avait une période ordinaire à parcourir. MM. Delv., 2, 566, n°. 8 ; Merlin, rép. t. 2, 552; Paillet, sur l'art.; et Grenier, 1, 303, 304.

Le bail, quoique fait pour une période ordinaire, sera aussi attaqué avec succès si les fermages sont anticipés, parce que s'il en était autrement il dépendrait du débiteur d'enlever à ses créanciers une partie de leurs droits. Sirey, 14, 1, 6 ; même tome, 2, 96. M. Tarrible, 2, 13, est de cet avis : il assimile un bail fait pour plusieurs années, payées par anticipation, à une constitution d'usufruit qui ne peut porter préjudice aux créanciers inscrits.

Quid, si ce bail était antérieur à toute constitution d'hypothèque ? Nous pensons qu'il aurait lieu, parce que le propriétaire n'aurait pu transférer plus de droits qu'il n'en avait, et de même que l'établissement d'hypothèques, après la vente, ne peut porter atteinte aux droits de l'acquéreur, quoiqu'il n'ait pas fait transcrire, de même aussi cette constitution d'hypothèque ne peut altérer les droits du preneur à bail. Voir MM. Merlin, et Paillet aux lieux cités. M. Persil, sur l'art., est aussi de cette opinion. Il l'étaie d'un argument tiré de l'art. 1743.

Dans le cas d'échange, nous avons dit qu'un arrêt de cassation du 9 novembre 1815, Sirey, 16, 1, 151, avait décidé que l'hypothèque continuait de frapper sur l'objet donné, et atteignait celui reçu en contre-change : nous croyons que cet arrêt a trop étendu les droits du créancier et qu'il contribue à embarrasser la matière des hypothèques.

Après la sommation de payer ou de délaisser, faite au tiers-détenteur, le créancier peut faire saisir sur lui les fruits de l'immeuble hypothéqué ; mais auparavant ces fruits lui appartiennent. MM. Delv., 3, 590 et Gren., 1, 299.

Si le débiteur commet des dégradations sur le bien hypothéqué, le créancier pourra réclamer contre lui l'application de l'art. 1188, ou de l'art. 2131, s'il trouve plus avantageux de ne pas exiger le paiement de la somme qui lui est due. M. Persil.

Le droit de suite n'appartient qu'aux créanciers qui ont inscrit au plus tard dans la quinzaine de la transcription, et encore faut-il que leur hypothèque ait été constituée avant l'aliénation ;

car si elle eût pris naissance après, le créancier n'aurait aucun droit sur l'immeuble vendu, parce que le débiteur ne pouvait lui en conférer.

Quoique notre article ne donne le droit de suite qu'aux créanciers ayant privilége ou hypothèque inscrite, néanmoins ce droit appartient aux mineurs, aux interdits et aux femmes mariées, parce que leurs hypothèques sont dispensées de l'inscription, et qu'elles ont le même effet que si elles étaient inscrites. Il en est de même des priviléges qui sont aussi dispensés de la formalité de l'inscription. M. Persil, sur l'art.

Le droit que confère cet article peut être exercé, encore qu'il reste dans les mains du débiteur des immeubles suffisans pour répondre de la dette, et même lorsque le créancier n'aurait que peu d'espoir d'être utilement colloqué sur l'immeuble vendu, parce que la loi n'exige qu'une condition pour mettre ce droit dans la main du créancier, c'est d'être inscrit. M. Persil, sur l'art. La Cour de Rouen a décidé au contraire que le créancier ne pouvait poursuivre l'expropriation de l'immeuble entre les mains de l'acquéreur, quand il avait la certitude d'être primé par les créanciers antérieurs en ordre d'hypothèque. Cet arrêt froisse les principes. Il est blâmable encore parce qu'il a une tendance à reconnaître un fait assez incertain par lui-même. Quelques Cours royales ont une trop grande facilité a décider en fait : elles devraient éviter de semblables décisions toutes les fois qu'elles pourraient juger en droit, parce qu'elles enlèvent aux parties la faculté que leur donne la loi de soumettre leurs arrêts à la censure de la Cour suprême.

Si un débiteur était exproprié à la fois dans deux arrondissemens ; que des créanciers fussent inscrits sur tous les biens expropriés, ces créanciers pourraient-ils faire colloquer leurs créances dans chaque arrondissement ? M. Persil le pense, et fonde son opinion sur l'indivisibilité de l'hypothèque qui, selon lui, existe sur tous les biens, tant que le créancier n'est pas payé.

Cette opinion, loin de maintenir la rigueur des règles hypothécaires, tendrait à les détruire : lorsque le droit réel, que donne l'hypothèque, se convertit en action sur le prix de l'immeuble affecté, chaque créancier n'a plus que le droit de réclamer le montant de son hypothèque, et sa collocation lui confère un droit exclusif sur la somme qui lui est attribuée, mais qui laisse libre le surplus du prix: alors l'hypothèque cesse d'exister ; le créancier ne peut donc se présenter sur un autre ordre pour réclamer ce qu'il a déjà obtenu. M. Persil a probablement pris son opinion d'après un arrêt de la Cour de cassation, du 18 mai 1808, rapporté par Denevers, même année, p. 225 ; mais on doit faire remarquer que cet arrêt a été rendu sous la loi de brumaire an 7, qui permettait à l'acquéreur volontaire de jouir des termes et délais qu'avait le précédent propriétaire, et qu'il n'en est pas de même sous notre droit, lorsque l'acquéreur purge.

Les créanciers chirographaires peuvent intervenir dans un ordre, pour examiner les réclamations des créanciers hypothécaires, et conserver par-là leurs droits. Ils peuvent intervenir de leur chef, en leur seule qualité de créanciers ; ils le pourraient encore du chef de leur débiteur et comme exerçant ses droits, aux termes de l'art. 1166. M. Persil.

Ces créanciers pourraient-ils quereller les inscriptions sous le rapport de la forme ? M. Persil ne le pense pas. Nous ne pouvons partager son opinion. Ces créanciers ont sans doute grand intérêt d'écarter la préférence qui donne l'hypothèque pour réduire à leur condition celui qui la réclamerait, et cet intérêt les rend recevables à s'opposer à la collocation d'un créancier dont l'inscription serait nulle : s'il en était autrement, une apparence d'inscription suffirait à leur respect, tandis que des créanciers hypothécaires pourraient faire anéantir cet acte informe.

2167.

Si le tiers-détenteur ne remplit pas les formalités qui seront ci-après établies, pour purger sa propriété, il demeure, par l'effet seul des inscriptions, obligé comme détenteur à toutes les dettes hypothécaires, et jouit des termes et délais accordés au débiteur originaire.

Le tiers-détenteur n'est pas obligé de purger, cet article lui donne la faculté de ne pas le faire.

L'obligation qu'il contracte en ne purgeant pas n'est pas une obligation positive en vertu de laquelle il puisse être contraint directement et personnellement à payer les dettes hypothécaires : ce n'est qu'une obligation passive qui le soumette à souffrir que le créancier exerce sur l'immeuble hypothéqué les mêmes droits et actions que si l'immeuble n'eût pas changé de main, à moins que, pour en arrêter l'effet, il ne préfère de payer intégralement les capitaux et les intérêts exigibles, et ne se charge des dettes non-exigibles. Art. 2168. Voir Sirey, 9, 2, 50 ; tome 12, 1, 43 et 300.

Dans ce cas, il jouit des termes et délais accordés au débiteur originaire. *Quid* ; si ce dernier vient à décheoir du terme, par exemple, s'il tombe en faillite ? La dette deviendra exigible pour le détenteur. Delv., 3, 609.

Autrefois on intentait une action qui tendait à faire reconnaître l'hypothèque et à faire condamner le tiers–détenteur à payer. Aujourd'hui cette action ne serait pas reçue ; elle serait sans objet, puisque le tiers–détenteur est soumis à toutes les dettes hypothécaires par l'effet seul des inscriptions ; mais en sa qualité seulement, ce qui ne donne que le droit de faire vendre sur lui l'immeuble affecté. Art. 2169. MM. Persil, sur l'art. 2169, et Grenier, 2, 92, 93 ; Sirey, 12, 1, 300.

On connaissait aussi l'action en interruption de prescription d'hypothèque, qui avait uniquement pour objet de faire déclarer l'immeuble affecté : cette action est maintenue. Arrêts des 6 mai 1811, 27 avril 1812, 1er. décembre 1820 ; (Sirey, 12, 1, 43 ; 12, 1, 300).   MM. Gren., 2, 93, 94; Delv., 3, 618 ; Huttot, sur Pothier, 1, 49 ; Poth. cont. d'Orléans, titre 20, n°. 53. Voir encore l'art. 2180 : ainsi, lorsque la dette ne sera pas exigible et que l'acquéreur aura transcrit, il faudra lui faire reconnaître que l'objet qu'il a dans la main est soumis à l'hypothèque de la créance, ou de la rente, afin qu'il ne puisse opposer la prescription de 10 ou 20 ans.

Si le tiers–détenteur garde le silence pendant le mois de la sommation qui lui est faite, aux termes de l'art. 2169, il est déchu de la faculté de purger, c'est–à–dire, du droit qu'il a de s'affranchir des hypothèques qui frappent l'immeuble qu'il a acquis, en payant son prix aux créanciers ; il ne lui reste plus que le droit de délaisser ou de garder l'immeuble en payant la totalité des créances hypothécaires. Combiner les art. 2167, 2168, 2169, 2183 et 2184. MM. Gren., 2, 105 et suivantes ; et Delv., 3, 609.

Quid ; s'il revendait après cette déchéance ? Le nouvel acquéreur n'aurait que les droits qu'il avait lui–même ; il ne pourrait lui en transférer de plus étendus ; le nouvel acquéreur ne pourrait donc purger sur le premier vendeur ; il devrait payer la totalité des hypothèques ou délaisser, ou enfin souffrir la vente. M. Grenier, au lieu cité. Il rapporte un arrêt de Toulouse.

2168.

Le tiers-détenteur est tenu, dans le même cas, ou de payer tous les intérêts et capitaux exigibles, à quelque somme qu'ils puissent monter, ou de délaisser l'immeuble hypothéqué, sans aucune réserve.

Nous avons dit sur l'art. précédent, que le tiers

détenteur, qui ne purge pas, n'est pas tenu personnellement des dettes hypothécaires et qu'il n'en est tenu qu'en sa qualité de détenteur ; ce point est établi par la présente disposition, puisqu'elle lui donne la faculté de délaisser s'il ne veut pas payer les intérêts et capitaux exigibles.

2169.

> Faute par le tiers-détenteur de satisfaire pleinement à l'une de ces obligations, chaque créancier hypothécaire a droit de faire vendre sur lui l'immeuble hypothéqué, trente jours après commandement fait au débiteur originaire, et sommation faite au tiers-détenteur de payer la dette exigible ou de délaisser l'héritage.

D'après la locution de cet article il semblerait que le commandement doit précéder la sommation ; tandis qu'il est certain que c'est ce dernier acte qui doit être fait le premier pour mettre en demeure le tiers-détenteur, et que le commandement n'est utile que pour commencer l'expropriation. Art. 2217 du Code civil et 673 du Code de procédure ; MM. Grenier, 1, 2, 99, et Persil.

Si l'immeuble affecté avait été vendu à deux personnes solidairement, faudrait-il faire la sommation à chacune ? Oui, selon M. Gren., 2, 98 : Non, d'après M. Persil, sur l'art., n°. 7. Nous partageons cette opinion : chacun des deux détenteurs a le tout dans la main par l'effet de la solidarité; un seul pourrait vendre la totalité ; on peut, par la même raison, poursuivre la vente contre un seul.

Si une femme a acquis avec l'autorisation de son mari, il faut faire la sommation à l'un et l'autre. MM. Gren., 2, 99 ; Persil, n°. 9.

Notre article établit un délai de 30 jours ; l'art. 2183, qui y est en corélation, prescrit un délai d'un mois. Ces deux délais sont-ils différens ? M. Gren.,2, p. 100, est disposé à le penser. M. Battur émet l'opinion que ces deux délais sont semblables. Nous sommes de son avis, nous ne pouvons croire qu'il ait entré dans la pensée du législateur d'en prescrire un plus long que l'autre.

La poursuite en expropriation se fait contre le tiers détenteur. M. Gren., 2, 101, 111 ; néanmoins s'il n'avait pas transcrit, et si le créancier ignorait la vente, les poursuites dirigées contre le débiteur seraient valables. Le même, 2, 111.

Si la vente avait été faite sous une condition suspensive, les poursuites ne pourraient avoir lieu sur le détenteur, parce que, jusqu'à l'événement, l'effet de la mutation serait suspendu, et que la détention procéderait d'un autre titre que de la vente. M. Persil.

Le tiers-détenteur pourrait exciper de ce que le commandement n'aurait point été reçu par le débiteur. M. Gren., 2, 104. Cela est indubitable, parce que si le commandement n'a point été reçu, c'est comme s'il n'y en eût point eu, et dans ce cas il ne peut y avoir d'expropriation sur le tiers-détenteur. M. Persil est même d'avis qu'il peut opposer la nullité de cet acte. Un arrêt de Nîmes l'a aussi décidé. Journal du Palais, an 13, t. 1er, p. 537 ; Sirey, 13, 2, 259.

Le droit de faire vendre l'immeuble hypothéqué sur le tiers-détenteur, appartient à tout créancier hypothécaire, et n'est pas subordonné à la question de savoir s'il sera, ou non, utilement colloqué sur l'ordre. Sirey, 18, 1, 173.

La déchéance de purger, une fois encourrue contre le tiers-détenteur, profite à tous les créanciers : ainsi, lorsque le créancier, après avoir fait la sommation dont parle l'art. 2183, ne fait aucune poursuite, les autres créanciers peuvent agir, c'est-à-dire, peuvent provoquer la vente. Sirey, 22, 1, 550 ; M. Gren, 2, 103.

Le créancier et le débiteur pourraient-ils convenir qu'à défaut de paiement l'immeuble hypothéqué serait vendu sans formalités ? Non, parce qu'elles sont établies dans l'intérêt de l'ordre. M. Persil.

2170.

Néanmoins le tiers-détenteur qui n'est pas personnellement obligé à la dette, peut s'opposer à la vente de l'héritage hypothéqué qui lui a été transmis, s'il est demeuré d'autres immeubles hypothéqués à la même dette dans la possession du principal ou des principaux obligés, et en requérir la discussion préalable selon la forme réglée au titre du *cautionnement* : pendant cette discussion, il est sursis à la vente de l'héritage hypothéqué.

2171.

L'exception de discussion ne peut être opposée au créancier privilégié ou ayant hypothèque spéciale sur l'immeuble.

La novelle 4, chap. 2, obligeait le créancier hypothécaire à discuter les biens possédés par le débiteur avant d'agir sur les biens sortis de sa main. Les articles que nous avons sous les yeux accordent aussi au tiers-détenteur le bénéfice de la discussion ; mais à certaines conditions.

1°. La discussion doit être requise, parce que le créancier n'est pas tenu de la faire d'office: pour la forme de la discussion, on la trouve dans l'art. 2023, auquel notre disposition renvoie ;

2°. Le tiers-détenteur ne peut opposer l'exception de discussion au créancier privilégié, ou ayant hypothèque spéciale sur l'immeuble dont l'expropriation est poursuivie. Les termes de l'art. 2171 sont absolus : ainsi, de quelle nature que soit le privilége ou l'hypothèque spéciale, le créancier sera à couvert de l'exception de discussion, lors même que tous les biens soumis au privilége ou à l'hypothèque spéciale du créancier ne seraient pas compris dans la saisie, et que les biens non-saisis se trouveraient dans la possession du débiteur, et pourraient être suffisans pour acquitter la dette.

Comme on le voit, il sort de l'art. 2171, que l'exception de discussion ne peut être opposée par les tiers détenteurs qu'aux créanciers ayant une hypothèque générale, telle que l'hypothèque légale de la femme, des mineurs, des interdits, de la nation, l'hypothèque judiciaire, ou bien l'hypothèque conventionnelle, dans le seul cas exprimé dans l'art. 2130;

3°. Le tiers-détenteur doit n'être pas obligé personnellement à la dette ; car s'il l'était, l'exception de discussion lui serait déniée.

Il est obligé personnellement,

Lorsque l'immeuble hypothéqué a passé dans ses mains à titre d'héritier, de légataire universel, ou d'une quotité déterminée ; encore de légataire particulier, quand le testateur lui a imposé la charge de payer la dette hypothécaire, parce que, par sa seule acceptation, il prend l'engagement person nelde payer. Dans ces divers cas, il n'est même pas un tiers-détenteur, il est l'image du défunt, et par cette raison, il est tenu des dettes comme le défunt l'était lui-même.

Cependant, quand l'héritier s'est affranchi de son obligation personnelle, en payant sa part virile de la dette, il peut délaisser, ou même demander que le créancier discute les autres immeubles de la succession. MM. Gren., 1, 359, et Chabot sur l'art. 873; Poth., successions, 607.

Lorsque dans l'acte, soit onéreux, soit lucratif, qui lui a transféré la propriété de l'immeuble affecté, il s'est soumis personnellement à payer la dette hypothécaire : ainsi, tout acquéreur, tout copermutant, tout donataire entre-vifs, soit à titre universel, soit à titre particulier qui aura pris l'engagement formel de payer, ne pourra jouir du bénéfice de discussion.

Quid; si la charge d'acquitter les dettes n'avait pas été expressément imposée au donataire universel ? M. Gren., dans son traité des donations, t. 1, n°. 86 et suivans, pense que dans ce cas il n'y a pas d'obligation personnelle. M. Tarrible, sur les hypothèques, émet la même opinion.

On doit proposer l'exception de discussion sur les premières poursuites, c'est-à-dire, après la sommation de payer ou de délaisser, ou après le commandement fait au débiteur originaire. M. Persil, sur l'art.

Le premier acquéreur ne peut renvoyer sur les acquéreurs postérieurs comme on le pratiquait sous l'ancien droit. Cela s'induit de l'art. 2170. M. Gren., 2, 56.

Si les biens hypothéqués à la même dette passent dans les mains de plusieurs tiers-détenteurs, et que l'un deux soit inquiété et paie, il n'a de recours sur les autres, quoique postérieurs, que proportionnément à leur acquisition, déduction faite de la part de celui qui a payé. M. Gren., 2, 74, 440.

Si le créancier a renoncé à exercer son action hypothécaire sur quelques-uns des tiers-détenteurs, ou a laissé prescrire son droit sur eux, il ne peut inquiéter les autres que pour leur part dans la dette, au marc le franc, du montant de toutes les ventes, parce que, dans cette position, il ne peut plus subroger à des droits auxquels il a renoncé. Argument tiré de l'art. 2037; M. Gr., 2, 70, 75, 76; Poth., cout. d'Orl., introd. au titre. 20, art. 5.

Cependant, si le créancier avait renoncé à
ses droits, ou les avait laissés prescrire, avant
les acquisitions faites par les tiers – détenteurs
qu'il rechercherait, il pourrait les faire valoir
tous contre eux, sans qu'ils pussent réclamer de subrogation, ni par conséquent de recours sur les autres, parce qu'au moment des
ventes faites aux derniers acquéreurs les premiers
étaient affranchis de l'hypothèque qui était restée en totalité sur les biens vendus en dernier
lieu. M. Gren., 2, 75.

Ce que nous venons de dire ne s'applique
qu'aux ventes faites et aux hypothèques constituées, depuis la loi de brumaire an 7, parce que,
s'il s'agissait de ventes et d'hypothèques antérieures, ce seraient d'autres règles qu'il faudrait
suivre : sous l'ancien droit, le premier de tous
les acquéreurs d'immeubles affectés aux mêmes
hypothèques, avait le droit d'exercer, contre tous
les acquéreurs postérieurs, un recours à raison
des recherches hypothécaires qu'il éprouvait,
non pas seulement pour une portion de la dette
au marc le franc des acquisitions, mais même
pour la totalité. Il en était de même des acquéreurs postérieurs, les uns à l'égard des autres,
selon l'ordre des ventes ; de sorte que tout le

poids de l'hypothèque, par l'effet des recours
successifs, portait en difinitive sur le dernier,
ou les derniers acquéreurs. Cet état de choses
était une des suites graves de l'impossibilité de
purger les hypothèques. Ce qui donnait cet avantage aux premiers acquéreurs sur les autres, c'est
que la vente seule, par l'effet de l'hypothèque
générale, sans même qu'il fût besoin d'une stipulation particulière, assurait à l'acquéreur une
hypothèque pour la garantie de toutes recherches
des créanciers, sur tous les biens restant au vendeur ; et cette hypothèque de garantie suivait
ces mêmes biens entre les mains de tous acquéreurs postérieurs. Aujourd'hui, une pareille garantie hypothécaire n'existerait pas, par le seul fait
de la vente ; il faudrait affectation spéciale d'immeubles pour cette garantie, et elle devrait être
suivie d'une inscription. M. Gren., 2, 76, 77.
Voir Poth., introd. au tit. 20 de la coutume
d'Orl., n°s. 42, 43 et 44.

2172.

Quant au délaissement par hypothèque, il peut
être fait par tous les tiers détenteurs qui ne sont
pas personnellement obligés à la dette, et qui ont
la capacité d'aliéner.

Il y avait autrefois le déguerpissement et le

délaissement. Le premier se faisait en faveur du propriétaire de rente foncière : par cet acte, la propriété dont il s'était dessaisi à la charge de la prestation, rentrait dans ses mains sans autre formalité. Loiseau , l. 1 , § 2 , n°. 13 ; Denisart, au mot n°. 5.

Le délaissement avait lieu comme aujourd'hui, et se faisait par le tiers-détenteur qui n'était pas tenu personnellement de la dette : il ne le dépouillait point ; le décret seul lui enlevait la propriété qu'il délaissait : jusque-là elle reposait sur sa tête. Il opère le même effet sous le Code ; le tiers-détenteur reste propriétaire jusques à la vente. M. Gren., 2, 61 et 374.

Pour connaître ceux qui sont obligés personnellement à la dette, voir ce que nous avons dit sur les deux précédens articles. Nous ajoûterons seulement, 1°. que la notification faite par le tiers-détenteur avec offre de payer, emporte une obligation personnelle. M. Gren., 1, n°s. 112 et 458 ;

2°. Que l'adjudicataire qui a acquis sous l'obligation de payer son prix aux créanciers, et l'acquéreur qui a accepté une indication de paiement que lui a fait son vendeur, contractent aussi une obligation personnelle envers les créanciers. Sirey , 15, 2, 124 ; t. 16 , 2, 83.

Le délaissement ne peut être fait que par ceux qui ont la capacité d'aliéner. Ayant désigné sous les articles 2124 et 2157, les personnes qui sont frappées d'incapacité, nous y renvoyons.

Mais comme l'aliénation des immeubles appartenant à ces personnes devient valable par l'observation de quelques formalités, le délaissement pourra avoir lieu en suivant la même marche ; seulement nous devons observer que le créancier ne sera pas tenu d'attendre ces mesures qui peuvent être prises uniquement dans l'intérêt de ces personnes, et qu'il dépendra de lui de commencer et de poursuivre l'expropriation sur les personnes incapables, sauf leur recours contre qui de droit. MM. Tarrible, 2, 26 et Gren., 2, 59.

Par le délaissement, le tiers-détenteurs perd toutes les améliorations et augmentations qu'il a pu faire. Poth., coutume d'Orl., p. 719.

Déguerpissement.

Nous venons de parler du déguerpissement pour faire connaître seulement le cas où il avait lieu. Le Code n'admet plus ce mode de dessaisissement de la part du débiteur de rente foncière ;

mais en faut-il conclure qu'il n'est plus recevable pour les anciennes rentes de fieffe , c'est-à-
dire, créés avant le Code ? Oui, selon M. Gren,
2 , 66 et 67, parce que ce ne sont plus aujour-
d'hui des rentes foncières proprement dites , des
redevances réelles ; leur caractère est dénaturé:
cela résulte, dit-il, de ce qu'elles sont rachetables,
de ce qu'elles sont mobilisées depuis la loi du 18
décembre 1790. M. Gr. appuie son opinion sur un
arrêt de la Cour de Nîmes, du 23 frimaire an 14,
rapporté parDenevers, 1806 , p. 68.

Malgré toute la confiance que nous inspirent
les décisions de ce grave auteur, nous ne pouvons cependant partager son opinion sur cette
matière, ni nous rendre aux motifs de l'arrêt de
la Cour de Nîmes. La rente fieffale n'est plus
foncière, dit M. Gren., c'est une erreur, elle
est toujours due pour le prix d'un fonds, et c'est
toujours le fonds qui la doit , seulement cette
rente a perdu quelques-uns de ses attributs: elle
n'est plus immeuble fictif, elle n'est plus irraqui-
table ; mais de ce que la loi lui a enlevé ces
caractères, en faut-il conclure qu'elle doit être
dépouillée de ses autres avantages ? Non, sans
doute, ce serait donner aux lois de la révolution une extension d'autant plus injuste, que
ces lois étaient exhorbitantes. La Cour de Nîmes

a dit que le fieffataire avait acquis par ces lois
la dominité. C'est vrai ; mais depuis quand
une nouvelle faveur, accordée par une loi,
prive-t-elle des avantages dont on jouissait déjà ?
Le législateur de 1790 a voulu donner aux débiteurs de rentes et redevances foncières la faculté de se libérer, mais il n'a pas été dans sa
pensée de les priver du droit de déguerpir, lorsqu'ils ne trouvaient pas leur compte dans la détention du fond fieffé. Les vues de ceux qui
portèrent la loi du 18 décembre 1790, tenaient
à un système général de liberté et d'affranchissement qui, loin de priver les débiteurs de rentes
foncières des droits dont ils jouissaient déjà, tendait à leur en accorder d'autres, au mépris même
des conventions. La Cour de Nîmes a encore dit
que ces rentes n'étaient plus que des créances
mobilières. Nous en convenons, mais des créances dues pour un fonds et par un fonds, et qui
jouissent des avantages attachés à leur origine,
c'est-à-dire, du privilége et du droit de faire résoudre le contrat au cas d'inexécution : ainsi, de
ce que le capital de la rente foncière ne présente
plus pour le débiteur, qui veut en faire le rachat, qu'une dette mobilière, il n'en faut pas
induire, que celui qui ne pourrait servir la rente

serait privé du droit de déguerpir ; parce que la loi de 1790 n'a porté aucune atteinte à ce droit.

Nous concluons donc que le débiteur de rentes et redevances foncières créées avant le Code, peut s'en affranchir en abandonnant le fonds au créancier. V. un arrêt de cassation. Sirey, 20, 1, 481; Toullier, 3, 268.

Quelles clauses empêchaient le déguerpissement? Il y en avait plusieurs ;

La première, lorsque le preneur avait renoncé à cette faculté. Cette renonciation s'induisait de l'obligation de fournir et faire valoir la rente, et encore de la payer à perpétuité. Poth., eout. d'Orl., tit. 19, n° 118;

La deuxième, lorsque le preneur s'obligeait d'améliorer l'héritage de manière qu'il pût toujours valoir la rente et plus ;

La troisième, lorsqu'il s'était obligé de faire une certaine amélioration, comme de planter ou de faireconstruire un bâtiment;mais cet empêchement n'était que temporaire et ne durait que jusqu'à l'exécution de l'obligation. Le même au lieu cité.

L'affectation de tous les biens du preneur n'était point, selon Pothier, une obligation personnelle ; mais on décidait le contraire en Normandie. Basnage, 1, 177.

Pour être admis au déguerpissement, il fallait

payer tous les arrérages, même le terme courant, quoiqu'il ne se fût écoulé que deux mois de ce terme. Poth., cout. d'Orl., tit. 19, n°. 91.

Il fallait encore remettre le fonds en aussi bon état qu'il était lors du bail. Le même.

Sur toutes les autres règles du déguerpissement nous renvoyons consulter Poth., au lieu cité, ou son contrat de bail à rente.

2173.

Il peut l'être même après que le tiers-détenteur a reconnu l'obligation ou subi condamnation en cette qualité seulement. Le délaissement n'empêche pas que, jusqu'à l'adjudication, le tiers-détenteur ne puisse reprendre l'immeuble en payant toute la dette et les frais.

Si le tiers-détenteur s'est obligé d'acquitter une rente due par le vendeur, et d'en indemniser ce dernier, il y a obligation personnelle ; dans ce cas il ne peut délaisser. Poth., cout. de bail à rente, p. 151.

S'il s'est chargé simplement de payer la rente, sans stipulation d'en indemniser le vendeur, il n'y a point d'obligation personnelle. Argument *à contrario*. Poth., hyp., chap. 2, n°. 2, sur l'obligation personnelle. V. ce que nous avons dit sur l'art. précédent.

Le tiers-détenteur peut-il délaisser après que l'immeuble a été saisi sur lui ? MM. Delv. 3, 609 et Persil, sur l'art., ne le pensent pas, parce qu'il ne peut dépendre de lui d'entraver la marche de la procédure, de la paralyser même, par la nécessité où l'on serait de faire nommer un curateur.

Le délaissement n'opère pas de mutation, puisque jusques à l'adjudication le tiers-détenteur peut reprendre l'immeuble. V. l'art. 68, de la loi du 22 frimaire an 7, qui n'assujettit qu'au droit fixe de 5 f. l'acte qui contient cet abandon de la propriété frappée d'hypothèque.

2174.

Le délaissement par hypothèque se fait au greffe du tribunal de la situation des biens, et il en est donné acte par ce tribunal.

Sur la pétition du plus diligent des intéressés, il est créé à l'immeuble délaissé un curateur sur lequel la vente de l'immeuble est poursuivie dans les formes prescrites pour les expropriations.

Le débiteur originaire doit connaître le délaissement, pour qu'il s'y oppose, s'il a des moyens de le faire, ou pour en arrêter l'effet s'il veut payer : il faut donc que le tiers-détenteur lui dénonce l'intention où il est de délaisser. M. Gren., 2, 62.

Le tiers-détenteur doit notifier le délaissement au créancier pour qu'il puisse faire procéder à la nomination d'un curateur. M. Grenier, au lieu cité. Il pourrait lui en donner connaissance en l'assignant à jour, lieu et heure, pour voir prononcer le jugement du tribunal, qui doit donner acte de la déclaration passée au greffe. M. Tar., 2, 29.

La sommation qui a été faite au tiers-détenteur en vertu de l'art. 2169, doit-elle être répétée contre le curateur ? M. Tarrible, 2, 30, ne le pense pas. Qu'il y ait, ou non, un curateur à l'immeuble délaissé, il faut toujours faire un commandement au débiteur originaire. M. Grenier, 2, 62, 63. Il cite un arrêt de la Cour de Riom, du 20 août 1821, qui a été rendu dans ce sens.

S'il est créé à l'immeuble délaissé un curateur, ce n'est pas que l'acquéreur ne soit toujours propriétaire, ainsi que nous l'avons dit ; mais comme le délaissement a pour principal motif de lui épargner le désagrément d'une expropriation poursuivie contre lui, il a bien fallu désigner un individu contre lequel la procédure serait faite. M. Delv., 3, 609.

> Les détériorations qui procèdent du fait ou de la négligence du tiers-détenteur au préjudice des créanciers hypothécaires ou privilégiés , donnent lieu contre lui à une action en indemnité ; mais il ne peut répéter ses impenses et améliorations que jusqu'à concurrence de la plus value résultant de l'amélioration.

Tout fait quelconque de l'homme, dit l'art. 1382, qui cause à autrui un dommage , oblige celui par la faute duquel il est arrivé à le réparer. C'est de ce principe général que découle la disposition particulière de l'article que nous avons sous les yeux, qui soumet à une indemnité le tiers-détenteur d'un immeuble hypothéqué, à raison des détériorations commises par son fait ou sa négligence , au préjudice des créanciers hypothécaires. Cette disposition déroge à l'ancien droit. Loiseau , liv. 5, chap. 14, n°. 7; M. Delv., 3, 612.

Si les détériorations ont eu lieu entre l'acte constitutif de l'hypothèque et l'inscription , c'est le débiteur qui doit l'indemnité aux créanciers ; si elles ont été faites après l'inscription , elle est due par le tiers-détenteur. M. Gren., 2, 89. Autrefois on était d'avis que l'indemnité n'était due , par le tiers-possesseur, que lorsque les dégradations avaient eu lieu après la sommation de

payer, ou de délaisser ; mais les termes de la loi
ne permettent pas cette interprétation : il en est
autrement des fruits ; la loi s'est expliquée. Voir
l'article suivant. La raison de différence, c'est que
les dégradations ne se supposent pas et qu'elles
p entent un cas extraordinaire ; tandis que les
fruits se reproduisant toujours pour le tiers-détenteur, il a fallu déterminer une époque pour
les lui enlever.

Le tiers-détenteur a droit de répéter les impenses qu'il a faites, mais seulement jusqu'à concurrence de la plus value résultant de l'amélioration. Si donc il avait dépensé 20,000 f., et que cependant le fond n'eût augmenté que d'une valeur
de 5,000 f., il ne pourrait prétendre que cette
somme. Les impenses ne peuvent-elles être ré-
clamées que par le tiers-détenteur qui fait le
délaissement, ou bien ceux qui ont possédé
avant lui, ont-ils le même droit ? La Cour de
cassation, par arrêt du 5 novembre 1807, a
décidé qu'il n'y a que le tiers-détenteur qui délaisse
qui peut prétendre à des impenses. Cet arrêt
semble froisser la maxime d'équité : *nemo ex
jacturâ alienâ locupletari debet* ; car le précédent tiers-possesseur ayant augmenté la valeur
du fonds, les créanciers ne devraient pas profiter
de cette plus-value.

Si les dépenses étaient inférieures à l'augmentation de valeur, le tiers-possesseur ne pourrait réclamer que la somme qu'il aurait employée, parce que la loi a pour but de l'indemniser seulement ; et si elle a borné à l'augmentation de valeur la prétention du tiers-possesseur, c'est pour le retenir dans les dépenses qu'il pourrait faire et qui exposeraient les créanciers à la diminution de leur gage. M. Persil, sur l'art.

Les dépenses d'entretien ne peuvent être répétées, quoiqu'on puisse regarder qu'elles aient augmenté le fonds de valeur, parce que ces dépenses sont une charge des fruits. Poth., hyp., ch. 2, art. 2, § 4; M. Persil.

Le tiers-détenteur a – t – il le droit de retenir le fonds pour la plus-value produite par les impenses ? Oui, selon MM. Tarrible et Battur; non, d'après un arrêt de la Cour de Turin, du 3o mai 181o. Journal du Palais, t. 31, p. 396 ; et d'après une décision de cassation du 29 juillet 1819; Denevers, 1819, p. 538 ; ainsi que d'après l'avis de MM. Gren., 2, 83 à 89 et Persil. Ce dernier, et M. Tissandier, 212, pensent qu'il aurait un privilége sur le prix. Nous partageons cette opinion, parce qu'elle concilie tous les intérêts, et qu'elle est en harmonie avec les principes sur les priviléges, puisque le tiers-détenteur est un véritable vendeur pour une portion, du fonds correspondante à la plus value.

2176.

Les fruits de l'immeuble hypothéqué ne sont dus par le tiers-détenteur qu'à compter du jour de la sommation de payer ou de délaisser, et, si les poursuites commencées ont été abandonnées pendant trois ans, à compter de la nouvelle sommation qui sera faite.

Le tiers-détenteur, au respect des créanciers, est toujours de bonne foi, parce que la connaissance qu'il peut avoir des hypothèques ne lui enlève pas cette qualité : de là la disposition qui ne le prive des fruits qu'à compter du jour de la sommation de payer ou de délaisser.

Il doit encore les fruits du jour des notifications qu'il a faites aux créanciers, conformément à l'art. 2183, et ces fruits, dans ce cas, sont représentés par les intérêts de son prix. M. Gren., 2, 321.

Les fruits appartiennent aux créanciers hypothécaires ; ils sont distribués avec le prix de l'immeuble, par ordre d'hypothèques, comme dans le cas de l'art. 689. MM. Delv., 3, 610 ; Gren., 2, 322.

Si à l'une des deux époques ci-dessus, c'est-à-dire, de la sommation ou de la notification, le tiers-détenteur devait des intérêts de son prix, qui aurait droit à la distribution de ces intérêts? Selon M. Delvincourt, 3, 610, ce seraient encore les créanciers hypothécaires seuls, par ordre d'inscriptions. Mais d'après MM. Gren., 2,322, et Tarrible, 2, 32, la distribution devrait avoir lieu par contribution non-seulement entre les créanciers hypothécaires, mais encore entre les chirographaires. Nous sommes de cette opinion. Avant la dénonciation, les intérêts appartiennent au vendeur : il y a plus, c'est que jusqu'à la saisie-arrêt il a encore le droit de les toucher ; ces intérêts ne sont pas immobilisés, comme ceux qui écheoient après la sommation ou la dénonciation ; ils sont donc un objet mobilier pour tous les créanciers, et qui doit être distribué comme tel.

L'art. 674 du Code de procédure, qui limite à trois mois la durée du commandement, n'a-t-il point abrogé la disposition que nous avons sous les yeux, qui fixe à trois ans la péremption de la sommation ? Non, parce que le commandement et la sommation sont deux actes différens, et qui produisent des effets distincts. M. Persil.

Les servitudes et droits réels que le tiers détenteur avoit sur l'immeuble avant sa possession, renaissent après le délaissement ou après l'adjudication faite sur lui.

Ses créanciers personnels, après tous ceux qui sont inscrits sur les précédens propriétaires, exercent leur hypothèque à leur rang sur le bien délaissé ou adjugé.

Si le tiers-détenteur était créancier hypothécaire du vendeur, qu'il eût gardé tout ou partie du prix de la vente, pour se payer, et qu'il n'eût point renouvelé son inscription, son droit revivrait-il par le délaissement ? Oui, suivant un arrêt de la Cour de Grenoble du 17 décembre 1821 (Sirey, 23, 2, 27). MM. Gren., 2, 445, et Persil, 2, 180, semblent émettre l'opinion contraire. S'il eût payé des créanciers dont les inscriptions n'eussent point été renouvellées, les hypothèques de ces créanciers renaîtraient aussi par le même événement. Arrêt de la même Cour, du 25 mai 1822 (Sirey, 23, 2, 26). Dans ces deux cas les autres créanciers n'éprouvent aucun préjudice ; les choses sont rétablies dans l'état où elles étaient au moment de la vente. V. un arrêt de cassation, du 22 avril 1818 (Sirey, 18, 1, 267). Cet arrêt a même décidé que l'acquéreur qui aurait payé volontairement un créancier dont l'inscription aurait été radiée, pourrait se présenter à l'ordre aux droits de ce créancier.

La transcription a pour principal but d'arrêter le cours des inscriptions, de telle sorte que, si les créanciers n'inscrivent pas dans la quinzaine, ils perdent tout droit sur l'immeuble vendu, tandis que les créanciers du tiers-détenteur pourraient en acquérir.

Si le prix de l'immeuble vendu excédait les créances hypothécaires du vendeur, les créanciers de l'acquéreur viendraient sur le restant du prix par ordre d'hypothèque, et ces créanciers payés, s'il se trouvait encore un résidu, il serait distribué par contribution entre les chirographaires du tiers-détenteur, parce que ceux du vendeur n'ont aucun droit sur le prix. Nous entendons parler du prix de la revente ; car si l'acquéreur n'avait point payé le sien, et que les créanciers hypothécaires du vendeur n'absorbassent pas ce que le tiers-détenteur devait, le surplus reviendrait aux créanciers chirographaires du vendeur, parce que, pouvant le réclamer lui-même, ses créanciers peuvent s'en emparer. M. Grenier, 2, 383.

Si le prix de l'adjudication est inférieur à celui

de la vente, le tiers-détenteur n'est pas tenu de la différence, parce qu'il ne s'agit pas de folle-enchère. Comme il n'a pas tenu à lui que la première vente eût son exécution, il ne doit pas supporter les suites d'un événement qu'il ne pouvait empêcher. M. Persil, sur l'art.

2178.

> Le tiers-détenteur qui a payé la dette hypothé-caire, ou délaissé l'immeuble hypothéqué, ou subi l'expropriation de cet immeuble, a le recours en garantie, tel que de droit, contre le débiteur principal.

Toute convention doit recevoir son exécution à peine de dommages-intérêts : c'est le fondement du recours auquel cette disposition donne lieu.

Les expressions : *tel que de droit* n'ont pas été employées sans dessein : elles ont pour but d'indiquer les diverses nuances que la garantie peut prendre, selon la nature du titre qui aurait conféré l'immeuble au tiers-détenteur. Si le titre est onéreux, tel qu'une vente ou un échange, la garantie peut être exercée dans toute sa plénitude ; car il y a éviction causée par le fait du vendeur ou du copermutant. M. Tarrible, 2, 37.

Lorsque le titre est lucratif, la garantie résultant de l'éviction a moins de latitude. En règle, la garantie n'est due par le donateur que dans les deux cas prévus dans la loi 18 , §3, ff. de donat. Le premier est celui où la garantie a été formellement promise par le donateur; le second est celui où le donateur a commis un dol. Le même auteur.

Que la garantie ait été promise, ou non, le donataire peut répéter les sommes effectives qu'il a employées au paiement des dettes hypothécaires, parce qu'il a libéré le donateur. MM. Delv., 3, 6o3; Gren., 2, 37. Argument tiré de l'art. 874, qui subroge le légataire particulier aux droits du créancier pour la dette hypothécaire qu'il a payée à la décharge des héritiers et successeurs à titre universel; mais si le donateur n'était pas tenu personnellement de la dette hypothécaire, le donataire n'aurait aucun recours contre lui, il n'en aurait que contre le débiteur personnel de cette dette, en vertu de la subrogation. Art. 1251 ; M. Delv. 3, 6o4.

L'acquéreur évincé par le délaissement ou par l'expropriation forcée, répétera contre le vendeur, non-seulement le prix acquitté, les frais et loyaux coûts, mais encore ce que l'immeuble vaut de plus, au moment de l'éviction, qu'il ne

valait lors de la vente. M. Gren. , 2, 380 ; Tar.
2, 154. Il aura droit aussi à des dommages-intérêts s'il a éprouvé du préjudice. M. Persil,
2, 195.

Si, au contraire, c'est un donataire qui est
évincé, il ne peut répéter contre le donateur
que ce qu'il a payé, parce que, c'est moins par la
voie du recours de garantie, qu'il obtient ce
remboursement, qu'en vertu de la subrogation
donnée par le § 3 de l'art. 1251. S'il est évincé
avant d'avoir rien payé, il ne pourra faire aucune réclamation contre le donateur. Cependant
s'il avait fait des impenses et améliorations, il pourrait les répéter, parce que le donateur ne doit
pas s'enrichir aux dépens de celui qu'il a voulu
gratifier.

Les recours qui ont lieu pour ventes faites avant
la loi de brumaire an 7, donnent aux acquéreurs
antérieurs une garantie sur les postérieurs, parce que, par leurs contrats, les premiers acquerraient une hypothèque générale sur les biens qui
restaient à leur vendeur, pour raison de la garantie qui leur était due. M. Gren., 2, 77. V. p.
242 de ce traité.

L'éviction, par l'effet de la surenchère, ouvre le recours que donne l'art. que nous avons

sous les yeux. Arrêt de cassation du 4 mai 1808.
Denevers, 1808, p. 250 ; M. Tar. 2, 42.

Relativement au droit de recours des acquéreurs entr'eux, voir ce que nous avons dit sur
l'art. 2170.

2179.

Le tiers-détenteur qui veut purger sa propriété
en payant le prix, observe les formalités qui sont
établies dans le chapitre 8 du présent titre.

CHAPITRE VII.

De l'extinction des priviléges et hypothèques.

2180.

Les priviléges et hypothèques s'éteignent,

1°. Par l'extinction de l'obligation principale ,

2°. Par la renonciation du créancier à l'hypothé-
que ,

3°. Par l'accomplissement des formalités et conditions prescrites aux tiers-détenteurs pour purger
les biens par eux acquis ,

4°. Par la prescription.

La prescription est acquise au débiteur, quant
aux biens qui sont dans ses mains, par le temps
fixé pour la prescription des actions qui donnent
l'hypothèque ou le privilége.

Quant aux biens qui sont dans la main d'un tiers-
détenteur , elle lui est acquise par le temps réglé
pour la prescription de la propriété à son profit :

dans le cas où la prescription suppose un titre, elle ne commence à courir que du jour où il a été transcrit sur les registres du conservateur.

Les inscriptions prises par le créancier n'interrompent pas le cours de la prescription établie par la loi en faveur du débiteur ou du tiers-détenteur.

1°. *Par l'extinction de l'obligation principale.*

Suivant l'art. 1234, les obligations s'éteignent :

Par le paiement,

Par la novation,

Par la remise volontaire,

Par la compensation,

Par la confusion,

Par la perte de la chose,

Par la nullité ou la rescision,

Par l'effet de la condition résolutoire,

Et par la prescription.

On sait que l'hypothèque n'est qu'un moyen d'assurer l'exécution de l'obligation ; dès qu'il n'y a plus d'obligation, il ne peut plus y avoir d'hypothèque.

Nous ne parlerons point de ces différentes causes d'extinction, elles sont développées au titre des obligations. Nous nous bornerons à quelques observations.

La perte du fonds affecté éteint l'hypothèque ; mais il faut que cette perte soit entière, car s'il restait quelque partie de l'immeuble, l'hypothèque subsisterait sur cette partie, Ex : une maison est incendiée ; le sol reste dans le lien de l'hypothèque, parce qu'elle frappait sur tout ce qui dépendait de la maison.

Si une maison affectée croulait, le créancier aurait-il le droit de faire saisir les matériaux pour exercer son hypothèque sur eux ? Oui, suivant M. Gren., 1, 312.

Si un créancier hypothécaire à qui le débiteur aurait donné en paiement l'immeuble affecté, était évincé, son hypothèque revivrait-elle ? La Cour de Grenoble a décidé l'affirmative, encore que l'inscription fut périmée. V. l'art 2177. MM. Persil sur l'art., et Gren., 2, 445, sont d'avis que si l'inscription était rayée, elle perdrait son rang et n'en acquierrait que par une nouvelle.

La prescription de l'obligation éteint aussi l'hypothèque ; et de même que l'obligation cessera d'exister par 30 ans, cinq ans, deux ans, un an, six mois, qui sont les différens temps fixés par la loi pour établir la présomption de paiement, qui base la prescription, de même aussi l'hypothèque s'éteindra par ces différens temps, parce

qu'elle ne peut survivre à l'obligation. M. Gren.,
2, 455.

2°. *Par la renonciation du créancier à l'hypothèque.*

La renonciation peut être expresse ou tacite ;
lorsqu'elle est expresse, l'acte qui l'a contient en
explique l'étendue et les conditions ; dans ce cas,
elle ne peut faire beaucoup de difficulté : mais
lorsqu'elle est tacite elle dépend de l'appréciation
des faits et des circonstances ; de là les doutes.

La renonciation s'induit,

Du consentement donné par le créancier à la
vente, à l'échange ou à la donation de la chose qui
est affectée, parce que le débiteur n'ayant pas
besoin de ce consentement pour vendre, cet·acte
ne peut avoir d'autre but que la renonciation à
l'hypothèque. MM. Gren., 2, 449 ; et Delv., 3,
614. Ils s'étayent de plusieurs lois romaines.

Si, par quelque cause de rescision, la propriété rentrait dans la main du débiteur, l'hypothèque du créancier revivrait, parce qu'il est
présumé ne consentir l'aliénation que dans la vue
de faciliter au débiteur une opération avantageuse,
et qui lui assure aussi le paiement de sa créance.

M. Gren., au lieu cité. Son opinion est conforme à celle de Pérèze, dans son commentaire du
Code, liv. 8, tit. 26, n°. 5. On suppose que
l'inscription du créancier n'a pas été radiée, parce
que si elle l'avait été le rang serait perdu et il en
faudrait une nouvelle pour fixer un autre point
de départ. MM. Gren., 2, 451. et Delv., 3, 614.
Il en serait de même si l'inscription était périmée.

Elle s'induit encore du consentement donné
par le créancier, à ce que l'immeuble qui est affecté à sa créance soit soumis à l'hypothèque
d'une tierce personne. C'est fondé sur les mêmes
motifs que pour le cas de la vente. MM. Gren.,
2, 451 et Delv., 3, 614.

Elle s'induit enfin du silence gardé par le notaire ou le témoin, créancier, lorsque le débiteur
insère dans l'acte que l'immeuble qu'il affecte est
affranchi de toute hypothèque, parce que ce silence serait frauduleux et tendrait à surprendre le
nouveau créancier. Domat, liv. 3, tit. 2, sect.
5, n°. 15; Basn., p. 31; MM. Gren., 2, 453; et
Persil, sur l'art.

Ce dernier auteur est d'avis que le notaire en
second ne se compromet pas, lorsqu'il signe un
acte contenant une constitution d'hypothèque de
la part de son débiteur, qui déclare que l'immeu-

ble est libre et franc, parce que, dit-il, les no-taires, qui sont appellés ainsi, se font une délica-tesse de ne point connaître les dispositions de l'acte. Nous pensons que cela fait difficulté ; nous sommes même d'avis que ce notaire doit être traité comme le témoin.

S'il s'agissait de signatures apposées au pied de conventions matrimoniales, où les biens d'un des deux époux seraient déclarés francs d'hypo-thèques, la règle rélative aux témoins souffri-rait exception, parce que, dans ces actes, les signatures ne sont apposées qu'*honores causâ.* M. Gren., 2, 453. V. Domat., liv. 3, tit. 1er., sect. 7, n°. 15.

Nous observons que la renonciation ne peut profiter qu'à celui au bénéfice de qui elle a été faite : ainsi, lorsquelle a lieu en faveur de l'ac-quéreur, les autres créanciers ne peuvent s'en prévaloir pour écarter de l'ordre celui qui l'a consentie. MM. Persil et Delv., 3, 615.

3°. *Par l'accomplissement des formalités et conditions prescrites aux tiers-détenteurs pour purger les biens par eux acquis.*

Nous ne ferons pas d'observations sur ce point.

On verra par la suite quelles sont les formalités à observer.

4°. *Par la prescription.*

La prescription est acquise au débiteur, quant aux biens qui sont dans ses mains, par le temps fixé pour la prescription des actions qui donnent l'hypothèque ou le privilége.

Quant aux biens, qui sont dans la main d'un tiers-détenteur, elle lui est acquise par le temps réglé pour la prescription de la propriété à son profit. Dans le cas où la prescription suppose un titre, elle ne commence à courir que du jour où il a été transcrit sur les registres du conservateur.

Les inscriptions prises par le créancier n'interrompent pas le cours de la prescription établie par la loi en faveur du débiteur ou du tiers-détenteur.

Sous l'ancien droit, l'action hypothécaire durait quarante ans lorsqu'elle était jointe à l'action personnelle, c'est-à-dire, lorsque l'immeuble était constamment resté en la possession du débiteur direct. De là, il résultait, qu'après trente ans, le débiteur ne pouvait plus être personnellement poursuivi, tandis que ses biens restaient obligés.

Cela ne s'appliquait qu'aux hypothèques conventionnelles et non aux hypothèques tacites et légales. Sous notre législation, l'action hypothécaire
n'a pas une plus longue durée que celle de l'action personnelle. Cette dernière se prescrit-elle
par trente ans , cinq ans , un an , six mois ? L'action hypothécaire se prescrit aussi par le même
laps de temps.

Nous venons de parler du cas où la propriété
est restée dans la main du débiteur personnel ;
mais si cette propriété a passé dans la main
d'un tiers , la prescription de l'hypothèque est
acquise à ce tiers-détenteur par le temps réglé
pour la prescription de la propriété à son profit. Nous observons que , dans la pratique hypothécaire, on désigne par tiers-détenteur celui qui
possède un héritage grevé de l'hypothèque d'une
dette à laquelle il n'est pas personnellement
obligé.

Nous devons encore observer qu'il n'importe
pas que la propriété ait passé dans la main d'un
tiers par la vente du vrai propriétaire , ou par
la vente que lui aurait fait tout autre qui n'aurait
eu aucun droit sur cette propriété. M. Delv., 3 ,
516.

Il faut trente ans pour prescrire la propriété

lorsqu'on n'a pas de titre. Art. 2262. Il n'en faut que dix ou vingt lorsqu'on a titre et bonne foi, et selon que le véritable propriétaire demeure, ou non, dans le ressort de la Cour royale. Art. 2265. C'est donc par ces différens laps de temps que les tiers-détenteurs prescrivent l'hypothèque qui frappe sur les objets qu'ils ont dans leurs mains.

Dans le cas de la prescription de dix et vingt ans, elle ne commence à courir que du jour où le titre a été transcrit sur le registre du conservateur.

Il est bon de remarquer que l'on peut prescrire la propriété, sans prescrire l'hypothèque. Ex : si le tiers-détenteur a titre et bonne foi, et qu'il se soit écoulé dix ans, il a prescrit la propriété au respect de celui qui en a perdu la possession, et qui a son domicile dans le ressort de la Cour Royale ; tandis qu'il ne prescrira l'hypothèque que par vingt ans si le créancier demeure dans le ressort d'une autre Cour royale. MM. Persil, sur l'art. ; Grenier, 2, 456 et Delv., 3, 616.

Lorsque l'hypothèque se prescrit par dix ou vingt ans, il suffit que la bonne foi du tiers-détenteur ait existé au moment de l'acquisition, comme, lorsqu'il s'agit de la prescription de la propriété. Art. 2269. Quelques personnes ont pensé que la connaissance que le tiers-détenteur avait au moment de son acquisition qu'il existait des inscriptions, le constituait en mauvaise foi ; mais, c'est une erreur. Argument tiré de ce que disent Rouss. de Lacombe, V°. prescription, section 3, n°. 1er. ; Catelan, liv. 7. chap. 21. V. M. Gren., 2, 458.

La notification que le tiers-détenteur fait de son titre aux créanciers, avec offre de payer, emporte une obligation personnelle, et, par conséquent, empêche la prescription de dix et vingt ans. M. Gren., 2, 459.

L'art. 2257 n'est point applicable au tiers-détenteur ; la prescription de l'hypothèque court du jour de la transcription, encore que la créance soit conditionnelle ou à terme, parce que les conditions attachées à la créance sont étrangères à la prescription de la propriété. Loiseau, du déguerp., liv. 3, chap. 2, n°. 18 ; MM. Persil, sur l'art. ; Toullier, 2e. éd., t. 6, n°s. 527 et 528 ; Gren., 2, 461.

Les poursuites dirigées par le créancier contre le débiteur personnel n'interrompent pas la prescription de l'hypothèque au respect du tiers-détenteur, et *vice versa*. Sirey, 7, 2, 1113 ; Denevers, 1817, p. 54 ; M. Grenier 2, 462. Pour

que les poursuites exercées contre le tiers-détenteur interrompissent la prescription de l'action
personnelle, il faudrait qu'elles fussent dénoncées
au débiteur. M. Gren., 2, 462. Si l'obligation
personnelle était prescrite, le créancier ne pourrait exercer l'action hypothécaire, encore qu'il
l'eût conservée en interrompant la prescription,
parce que l'hypothèque n'est que l'accessoire d'une
obligation, et que cet accessoire ne peut survivre
à la cause qui lui donne la vie. Voir l'arrêt rapporté par Denevers, que nous venons de citer, et
M. Gren., 2, 462.

Sous l'ancien droit, on interrompait la prescription de l'hypothèque, en obtenant contre le tiers-
détenteur, un jugement qui déclarait que l'immeuble qui était dans sa main était soumis à telle
hypothèque. Le Code autorise cette action, puisque c'est le seul moyen de conserver ses droits
sur l'objet vendu. Sirey, 12, 1, 43; même t.,
1, 305. Autre arrêt du 1er. décembre 1820.
MM. Gren., 2, 93, 94; Delv., 3, 618;
Persil, sur l'art. : ainsi, lorsqu'une rente sera
servie par le débiteur personnel, ou qu'une créance
ne sera point exigible, et que l'acquéreur aura
transcrit, il faudra lui faire reconnaître que
l'objet qui lui a été vendu est soumis à l'hypothè-

que de la créance ou de la rente. M. Devl., 3, 617.

Si l'hypothèque reposait sur une rente ancienne, il faudrait employer le même moyen envers le cessionnaire qui aurait fait transcrire son acte de cession.

Si la créance était exigible, on pourrait interrompre la prescription sur le tiers-détenteur, par un commandement ou une saisie de l'objet vendu. M. Persil, sur l'art. La sommation de payer ou de délaisser, faite aux termes de l'art. 2169, interrompt aussi la prescription : l'obligation du tiers-détenteur après cette sommation, dure trente ans. M. Grenier, 2, 460.

Avant la loi de brumaire an 7, la prescription commençait à courir du jour de l'aliénation, encore que les créanciers ignorassent que leur débiteur eût cessé de posséder l'immeuble. L'art. 2180, qui ne fait partir la prescription que du jour de la transcription, peut-il être appliqué aux tiers-détenteurs dont les actes sont antérieurs à cette loi ? La Cour de cassation a décidé la négative. Sirey, 10, 1, 319 ; ainsi, suivant cet arrêt, celui qui avait acquis avant la loi de brumaire an 7, a continué de prescrire l'hypothèque par dix et vingt ans, quoiqu'il n'ait pas fait transcrire son contrat. Voir encore un arrêt du 28

avril 1823 , dans le même recueil, tome 23,
1 , 292.

Ceux qui avaient fait des acquisitions avant
le Code, sous des coutumes qui n'adméttaient
pas la prescription de dix et vingt ans, par
exemple, la coutume de Normandie , peuvent-ils
invoquer cette prescription sous le Code ? M.
Delv. , 2, 843 , embrasse l'affirmative. Nous
partageons son opinion , parce qu'il n'y avait
pas de droit acquis au profit de celui qui opposerait la prescription ; il n'y avait qu'une expec-
tative , qu'une espérance de droit, que la loi
pouvait enlever ou modifier : d'un autre côté, on
ne peut se plaindre de ce que le temps de la
prescription est abrégé , par la raison que la loi
nouvelle avertit suffisamment le créancier de la
modification qu'elle apporte à la loi précédente.

CHAPITRE VIII.

Du mode de purger les propriétés des pri-
viléges et hypothèques.

2181.

Les contrats translatifs de la propriété d'immeubles ou droits réels immobiliers , que les tiers-détenteurs voudront purger de priviléges et hypothè-

ques, seront transcrits en entier par le conservateur des hypothèques dans l'arrondissement duquel les biens sont situés.

Cette transcription se fera sur un registre à ce destiné, et le conservateur sera tenu d'en donner connaissance au requérant.

Nous avons parlé de la transcription sous l'art. 2103. Nous y renvoyons.

Nous avons fait connaître, sous l'art. 2118, quels sont les immeubles ou droits réels immobiliers qu'on peut soumettre à l'hypothèque; comme ce sont les contrats translatifs de ces objets qu'on doit faire transcrire, nous renvoyons aux observations que nous avons faites sur cet article, et nous nous bornerons à faire quelques remarques.

Sous la loi de brumaire an 7, la transcription était nécessaire pour fixer la propriété dans la main de l'acquéreur; sous le Code civil elle n'a plus eu pour objet que de préparer la purgation des hypothèques; ainsi, du moment de la vente, la propriété a été irrévocablement transmise, et de cette époque les créanciers antérieurs à la vente ont même été privés du droit d'inscrire. MM. Locré, sur l'art. 834 du Code de procédure, et Gren., 2, 114, 115.

Le Code de procédure a changé le système du

Code civil sur la nature et l'effet de la transcription : la vente a cessé de purger les priviléges et hypothèques non-inscrits au moment du contrat. L'art. 834 a prescrit la transcription pour parvenir à arrêter le cours des inscriptions et a accordé un délai de quinzaine du jour où elle a lieu pour inscrire les priviléges et hypothèques existant au moment de la vente. Les priviléges de l'art. 2101 doivent être inscrits dans la quinzaine, comme tous les autres. M. Persil, 2, 270.

On doit faire transcrire,

1°. Tous les contrats de vente ;

2°. Les donations à titre particulier et les legs faits au même titre. M. Gren., 2, 139, 341. Quant aux donations faites à titre universel, elles doivent aussi être transcrites pour en donner connaissance aux tiers, aux termes de l'art. 941, mais non pour parvenir à la purgation des dettes personnelles du donateur, parce que le donataire en est tenu. M. Gren., 2, 138, 139. Le légataire, au même titre, ne peut pas non plus purger. Le même.

Jusqu'à la transcription de la donation, le donateur vendrait et imposerait des hypothèques valablement. Art. 941 ; M. Gren., au lieu cité ;

3°. Les ventes faites sous la surveillance de

la justice, et qui ont lieu par adjudication, telles que celles qui concernent les mineurs, les héritiers bénéficiaires, les faillis, les successions vacantes. MM. Gren., 2, 173; Tarrible et Persil, 2, 267.

Les adjudications sur expropriation n'ont pas besoin d'être transcrites. MM. Gren, 2, 431 et suivantes, et Persil, 2, 261;

4°. Les ventes faites sous une condition résolutoire. M. Gren., 2, 431;

5°. Les contrats d'échange, sinon l'échangiste court risque d'être évincé; car les hypothèques continuent de frapper les biens donnés, et si elles sont générales elles atteignent aussi ceux reçus. Denev., 1815, p. 591;

6°. Le cessionnaire de droits successifs, mais seulement pour arrêter le cours des inscriptions de la part des anciens propriétaires, ou des créanciers de l'héritier. M. Gren., 1, 331 et suivantes; car il ne peut purger au respect des créanciers personnels du défunt. Le même auteur, tome 2, 136;

7°. La transaction que l'on ferait pour se racheter d'une demande en rescision. Le même auteur, p. 338;

8°. Les transports de rentes foncières et cons-

tituées créées avant la loi de brumaire an 7, parce que ces rentes, quoique mobilisées, ont continué d'être soumises aux anciennes hypothèques
générales. M. Gren., 2, 182 ;

9°. Le jugement d'adjudication sur mise aux
enchères, seulement pour arrêter le cours des
inscriptions sur l'excédent du prix. M. Gren., 2,
434, est d'avis contraire : il pense que les créanciers n'ont pas le droit de prendre des inscriptions dans la quinzaine de cette transcription,
qu'il regarde comme purement bursale. V. les
art. 52 et 54 de la loi du 28 avril 1816.

Le colicitant n'est pas tenu de purger sur ses
cohéritiers, parce que la licitation étant un mode
de partage, ils sont censés n'avoir jamais possédé les immeubles licités. Voir l'art. 883 et le
répertoire de M. Merlin, v°. licitation.

S'il y a plusieurs reventes successives non-
purgées, le dernier acquéreur doit les purger
toutes. MM. Tarr., sur l'art. ; Persil, 2, 254 et
260; Gren., 2, 167. Cet auteur discute l'arrêt de
cassation du 13 décembre 1813. La transcription
du dernier contrat suffit. V. les autorités citées
supra, p. 82.

M. Persil, 2, 255, et Grenier, 2, 170, pensent que cette transcription ne doit suffire que

lorsque le dernier contrat rappelle les précédens. M. Gren., au lieu cité, émet encore l'opinion que le dépôt au greffe de ce contrat remplirait le but de la loi en ce qui touche la purgation des hypothèques légales.

Le contrat doit être transcrit dans son entier : ainsi, une partie ne pourrait requérir la transcription des dispositions qui la concerneraient pour se dispenser de payer les droits sur celles qui lui seraient étrangères. MM. Persil, 2, 246 ; et Gren., 2, 126.

Rien n'empêche de faire transcrire son contrat dans les dix jours de la faillite du vendeur et même après. M. Gren., 2, 156.

Il est indifférent que le contrat translatif de propriété soit authentique ou sous signature privée ; la transcription de l'un ou de l'autre est également licite.

2182.

La simple transcription des titres translatifs de propriété sur le registre du conservateur, ne purge pas les hypothèques et priviléges établis sur l'immeuble.

Le vendeur ne transmet à l'acquéreur que la propriété et les droits qu'il avait lui-même sur la chose vendue : il les transmet sous l'affectation des mêmes priviléges et hypothèqus dont il était chargé.

La simple transcription, comme on le voit,

n'est qu'un acheminement vers la purgation de l'immeuble, purgation qui ne s'opère définitivement
que par le complément de toutes les autres formalités prescrites. Depuis le Code de procédure,
elle a encore pour objet d'arrêter le cours des
inscriptions.

Dès que le vendeur ne transmet que les droits
qu'il a sur la chose vendue, il en faut conclure
que s'il avait déjà vendu cette chose, il ne trans-
férerait aucun droit au second acquéreur, et
que la transcription que celui-ci ferait de son
contrat n'aurait aucun effet relativement à la propriété. Cet article contient une abrogation du
droit établi par la loi de brumaire, qui exigeait
la transcription pour le dessaisissement au respect
des tiers.

2183.

Si le nouveau propriétaire veut se garantir de
l'effet des poursuites autorisées dans le chapitre 6 du
présent titre, il est tenu, soit avant les poursuites,
soit dans le mois, au plus tard, à compter de la
première sommation qui lui est faite, de notifier
aux créanciers, aux domiciles par eux élus dans
leurs inscriptions,

1°. Extrait de son titre, contenant seulement la
date et la qualité de l'acte, le nom et la désignation
précise du vendeur ou du donateur, la nature et
la situation de la chose vendue ou donnée ; et, s'il

s'agit d'un corps de biens , la dénomination générale seulement du domaine et des arrondissemens
dans lesquels il est situé , le prix et les charges faisant partie du prix de la vente , ou l'évaluation de
la chose, si elle a été donnée ;

2°. Extrait de la transcription de l'acte de vente ;

3°. Un tableau sur trois colonnes, dont la première contiendra la date des hypothèques et celle
des inscriptions, la seconde , le nom des créanciers ,
la troisième le montant des créances inscrites.

Le nouveau propriétaire est libre de purger ou
de ne pas purger ; mais s'il néglige de prendre un
parti , les créanciers ont le droit de poursuivre
sur lui la vente de l'immeuble hypothéqué, en
observant les formalités prescrites par l'art. 2169.

Le mois de délai accordé part du jour de la
sommation et expire le dernier jour du mois . M.
Gren. , 2 , 101.

Quoique la loi dise de notifier aux domiciles
élus , néanmoins on peut faire les notifications
aux domiciles réels , parce que dans ce cas l'é-
lection est dans l'intérêt du débiteur et des tiers.
MM. Gren. , 2 , 507 , et Persil, 2 , 274.

Si le nouveau propriétaire omet de notifier à
un créancier porté en l'état , ce créancier conserve tous ses droits : s'il n'y avait point eu d'enchère il pourrait enchérir ; il pourrait aussi faire
annuller tout ce qui aurait été fait sans sa partici-

pation. Les créanciers auxquels il doit notifier sont ceux des précédens propriétaires qui ont inscrit. M. Gren., 2, 310, 311. Un créancier qui serait omis dans l'état ne pourrait surenchérir. MM. Gren., 2, 317; Persil, 2, 287 à 293. Ces deux auteurs citent un arrêt du 9 nivôse an 14. M. Tarrible est d'avis contraire. Ce créancier pourrait se présenser sur l'ordre. Art. 2198.

La notification forme un contrat entre le nouveau propriétaire et les créanciers ; le premier, en déclarant qu'il est prêt à acquiter sur le champ les dettes et charges hypothécaires, jusqu'à concurrence de son prix, s'oblige envers les créanciers à payer ce prix et renonce à délaisser ; les créanciers, en ne requérant pas dans ce délai la mise de l'immeuble aux enchères, acceptent ce prix. Ce contrat ne peut être rétracté que du consentement de toutes les parties. MM. Gren., 2, 354, 355, et Persil, 2, 282.

A la vérité l'acquéreur avait bien contracté l'obligation de payer au vendeur le montant de son contrat, et les créanciers pourraient bien aussi, aux termes de l'art. 1166, faire payer le prix de la vente, mais il faudrait pour cela qu'ils fussent tous d'accord ; parce que, s'il n'y en avait qu'une partie, l'autre partie pourrait provoquer les notifications pour requérir la mise de l'immeuble aux enchères, et le faire vendre par expropriation, si le nouveau propriétaire refusait de faire ces notifications ; c'est par cette raison que la loi a prescrit des formalités pour arriver à la purgation des hypothèques, formalités qui deviennent inutiles lorsque le prix de la vente excède les inscriptions.

De ce que la notification forme un contrat, il en faut induire qu'elle ne peut être faite que par des personnes capables de s'obliger : ainsi, selon M. Gren., 2, 359, un tuteur doit se faire autoriser par le conseil de famille, dont la délibération devrait être homologuée, après qu'il serait établi qu'il aurait ès mains des sommes suffisantes pour payer le prix.

Il en est de même des agens provisoirs nommés à une faillite. L'art. 499 du Code de commerce ne les autorise qu'à prendre des mesures conservatoires ; ils doivent donc se faire autoriser à faire la notification tendant à purger. M. Gren., 2, 359. La femme mariée en communauté doit être autorisée de son mari ; si elle était mariée sous le régime dotal, et qu'il s'agît de purger des immeubles acquis par ses auteurs, elle devrait se faire autoriser par une délibération de famille homologuée par le tribunal. M. Gren., 2, 360.

Si le nouveau propriétaire avait transigé pour éviter une action en rescision, il devrait donner aussi l'extrait de cet acte ; de même s'il y avait jugement. M. Gren., 2, 538.

La notification doit contenir, d'une manière précise le prix et les charges faisant partie du prix de la vente : une erreur peut être funeste à l'acquéreur; elle pourrait aussi faire déclarer nulle la notification. MM. Gren., 2, 307, 309, et Persil, 2, 275; Sirey, 11, 2, 371. Voir un autre arrêt du 2 novembre 1813.

Nous devons cependant observer que si l'acquéreur avait à réclamer des dommages-intérêts, soit parce que le vendeur aurait retenu une partie des objets vendus, soit parce qu'il eût éprouvé l'éviction d'un des objets, il pourrait se dispenser d'offrir son prix entier, ou pourrait ne l'offrir qu'en faisant des réserves pour les répétitions qu'il prétendrait exercer. M. Gren., 2, 523. Il conseille néanmoins d'obtenir jugement avant de notifier.

Si l'acte est une donation ou un legs à titre particulier, il faut une évaluation de la chose. Il en faut pareillement une, si la vente ou la donation est faite moyennant une rente viagère.

Denevers, 1815, supt., p. 29. M. Gren., 2, 342. L'exactitude dans la déclaration du prix est d'autant plus nécessaire, que c'est sur le prix déclaré que les enchères portent.

On doit faire commettre un huissier, et constituer avoué à peine de nullité. Art. 832 du Code de procédure civile.

De ce que la notification n'a pas été faite à tous les créanciers inscrits, il ne s'ensuit pas que ceux qui l'ont reçue soient fondés à poursuivre contre le nouveau propriétaire l'expropriation de l'immeuble hypothéqué. Sirey, 18, 1, 297.

L'original de la notification peut ne pas contenir le tableau prescrit par cet article ; il suffit que ce tableau soit inséré dans la copie signifiée aux créanciers. Même arrêt.

2184.

L'acquéreur ou le donataire déclarera, par le même acte, qu'il est prêt à acquitter, sur le champ, les dettes et charges hypothécaires, jusqu'à concurrence seulement du prix, sans distinction des dettes exigibles ou non-exigibles.

Si le nouveau propriétaire avait un délai pour payer, il devrait y renoncer, puisque la loi exige l'offre d'acquitter sur-le-champ les dettes et charges hypothécaires jusqu'à concurrence de son prix; s'il veut jouir du terme, il faut qu'il ne purge pas. Un arrêt de la Cour royale de Bordeaux, du 8 juillet 1814, a annulé une notification contenant offre de payer aux termes portés par le contrat de vente. Sirey, 15, 2, 6; M. Delv., 3, 596. Si la vente était faite moyennant une rente viagère, il faudrait évaluer cette rente et offrir le montant de l'évaluation. C'est la conséquence de l'article précédent. M. Persil, 2, 278. Voir Sirey, 6, 2, 81; même tome, 2, 260 et 276; 12, 2, 550; M. Gren., 1, 392, 396.

La loi dit : *sans distinction des dettes exigibles ou non-exigibles,* parce que la notification appelle un état d'ordre et que ce cas ouvre tous les droits. Les créanciers sont intéressés à cette mesure, par la raison que celui qui aurait à réclamer une rente hypothéquée sur différens immeubles pourrait se faire colloquer sur plusieurs états d'ordre qui seraient tenus, si ces immeubles étaient vendus séparément, à diverses époques, ce qui obligerait de laisser dans les mains des acquéreurs autant de capitaux de la rente qu'il y aurait de distributions, et on conçoit que cela détruirait l'effet des autres hypothèques. Cet inconvénient existait sous la loi de brumaire an 7. Voir un arrêt de cassation du 18 mai 1808.

La disposition que nous examinons abroge l'art. 30 de la loi du 11 brumaire an 7 qui faisait jouir le nouveau propriétaire qui purgeait des mêmes termes et délais que le débiteur principal pouvait avoir.

2185.

Lorsque le nouveau propriétaire a fait cette notification dans le délai fixé, tout créancier dont le titre est inscrit, peut requérir la mise de l'immeuble aux enchères et adjudications publiques, à la charge,

1°. Que cette réquisition sera signifiée au nouveau propriétaire, dans quarante jours, au plus tard, de la notification faite à la requête de ce dernier, en y ajoutant deux jours par cinq myriamètres de distance entre le domicile élu et le domicile réel de chaque créancier requérant;

2°. Qu'elle contiendra soumission du requérant, de porter ou faire porter le prix à un dixième en sus de celui qui aura été stipulé dans le contrat, ou déclaré par le nouveau propriétaire;

3°. Que la même signification sera faite dans le même délai au précédent propriétaire, débiteur principal;

4°. Que l'original et les copies de ces exploits seront signés par le créancier requérant, ou par son fondé de procuration expresse, lequel, en ce cas, est tenu de donner copie de sa procuration ;

5°. Qu'il offrira de donner caution jusqu'à concurrence du prix et des charges.

Le tout à peine de nullité.

La surenchère dont parle cet article est pour toutes les ventes, autres que celles qui ont lieu par suite de saisie : ainsi, elle s'applique aux ventes des biens de mineurs, interdits, de successions vacantes, ou bénéficiaires, ou d'un débiteur qui a fait cession. Den., 1819, 520 ; MM. Tarr. et Gren., 2, 181.

Si l'inscription du créancier, qui requiert la mise de l'immeuble aux enchères, était nulle, l'acquéreur pourrait opposer cette nullité pour faire tomber l'enchère. Le créancier dont l'inscription est nulle est dans le même cas que le créancier qui n'a point d'inscription. Arrêt de cass. Den., 1808, p. 28 ; Persil, 2, 285.

Outre les formalités qui doivent accompagner la réquisition de l'enchère, et qui sont prescrites par cet article, il faut en ajouter trois autres ordonnés par le Code de procédure, art. 832. La première consiste à faire faire l'exploit par un huissier commis ; la deuxième exige une constitution d'avoué, et la troisième est relative au mode de réception de la caution : ainsi, la simple offre de caution, sans qu'elle soit désignée et sans assignation, ferait déclarer nulle l'exploit de réquisition. Sirey, 1809, 1, 237 ; M. Gren, 2, 326.

Le délai pour surenchérir est de quarante jours, et doit être augmenté de deux jours par chaque cinq myriamètres de distance entre le domicile élu et le domicile réel du créancier. Sirey, 1814, 2, 272 ; M. Persil, 2, 296. Le jour de la notification du contrat ne compte pas dans ce délai. Sirey, 20, 2, 69.

Il y a des créanciers auxquels l'acquéreur n'est pas tenu de faire la notification prescrite par l'art. 2183 ; Ces créanciers sont ceux qui n'ont pas inscrit au moment de la transcription. Art. 835 du Code de procédure. S'ils veulent requérir la mise aux enchères, ils doivent inscrire dans la quinzaine de la transcription et faire cette réquisition dans les quarante jours de la notification faite aux créanciers qui étaient inscrits avant la transcription. MM. Tarr., 2, 117 ; Gren., 2, 348 ; Persil, 2, 296.

Encore que les créanciers privilégiés dont parle l'art. 2111, soient dans le délai pour prendre inscription, néanmoins s'ils veulent requérir la mise aux enchères de l'immeuble vendu, ils doi-

vent inscrire dans la quinzaine de la transcription et faire leur réquisition dans les quarante
jours des notifications faites aux autres créanciers, parce que l'art. 834 du Code de procédure,
n'ayant pas accordé de délai particulier pour ce
cas, c'est le délai général qu'il faut prendre pour
règle. M. Gren., 2, 353.

Il en est de même des priviléges accordés par
les art. 2108 et 2109 : les créanciers à qui ils
appartiennent doivent également inscrire dans la
quinzaine de la transcription, pour pouvoir faire
une réquisition d'enchère, quoique le délai d'inscrire au respect des autres créanciers ne soit pas
expiré : ainsi, comme on peut le remarquer, il
y a deux délais distincts, l'un pour iuscrire à l'é-
gard des créanciers, et l'autre pour conserver ses
droits envers l'acquéreur. MM. Gren., 2, 246,
et Persil, 1, 213.

L'art. 2107 affranchit bien de la formalité de
l'inscription les priviléges de l'art. 2101 ; néanmoins, ces priviléges doivent être inscrits au respect de l'acquéreur dans la quinzaine de la transcription, et les créanciers ne peuvent user de la
réquisition de mise aux enchères que dans le délai dont nous venons de parler, M. Gren., 2,
351. Voir nos observations sur l'art. 2107.

Les hypothèques légales de l'état, des communes, et des établissemens publics doivent aussi être inscrites dans la quinzaine de la transcription pour la réquisition de mise auxenchères, et cette réquisition doit être faite dans le délai donné aux autres créanciers. M. Gren., 2, 353.

S'il n'y avait pas de créanciers inscrits lors de la transcription, ceux qui auraient inscrit dans la quinzaine auraient un délai plus long pour surenchérir ; parce que ce délai, au lieu de partir des notifications qui auraient été faites, s'il y eût eu des inscriptions, ne partirait que du jour où le certificat aurait été délivré à l'acquéreur, parce que ce ne serait qu'à cette époque qu'il pourrait savoir en définitive si les priviléges et hypothèques auraient été inscrites. M. Gr, 2, 348 ; Persil, 2, 297.

Les femmes, les mineurs, les interdits, doivent aussi pouvoir requérir la mise de l'immeuble aux enchères dans l'intérêt de leur hypothèque légale ; mais dans quel délai? MM. Tarr., 2, 122 ; Gren., 2, 350, 351, sont d'avis que ces créanciers ont deux mois pour faire cette réquisition, parce que, disent-ils, la faculté de s'inscrire et celle d'enchérir s'identifient et se confondent dans la mesure prescrite par l'art. 2194.

Si le législateur eût voulu qu'il en eût été autrement, il se serait expliqué. Comme ces personnes sont incapables il faut que la réquisition de mise aux enchères soit autorisée ainsi, et de la manière dont nous avons parlé sous l'art. 2183. M. Tarr., 2, 173.

Les créanciers qui ont figuré au contrat pour accepter la délégation du prix, ne sont point privés de surenchérir. Il en serait autrement s'ils avaient vendu pour leur débiteur. M. Gren, 2, 361.

L'enchère ne déplace pas la propriété, elle reste sur la tête de l'acquéreur jusqu'à l'adjudication. MM. Gren., 2, 372; Persil, 2, 329; V. Poth., cout. d'Orl., tit. 21, nos. 92 et 93.

On doit comprendre dans l'enchère ce que l'acquéreur aurait payé pour se racheter d'une demande en rescision. M. Gren., 2, 338; on doit aussi y faire entrer les frais de vente qui ont été mis à la charge de l'acquéreur. Sirey, 11, 1, 259; M. Persil, 1, 298; mais les frais seulement dont il n'aurait pas été tenu sans une clause particulière; car si c'étaient des frais ordinaires que la loi met à son compte, la surenchère ne devrait pas porter sur eux. Sirey, 22, 1, 305.

La signification de l'exploit de réquisition ne doit pas être faite à la caution du vendeur. Si la vente faite a été faite par des syndics, des tuteurs, ces personnes doivent recevoir la signification, parce qu'elles représentent les vendeurs. M. Gren. 2, 330 à 332.

Peut-on offrir plusieurs personnes pour caution ? Nous ne le pensons pas, parce que la garantie serait plus embarrassée que si elle se trouvait dans une seule. M. Gren., 2, 327, semble être de cet avis; mais M. Persil émet une opinion contraire. Il s'appuie sur un arrêt de la Cour de Paris.

Si depuis l'assignation la caution refusait de se présenter, pourrait-on en offrir une autre? M. Gren., 2, 327, le pense. Nous ne pouvons partager son sentiment, parce que serait un moyen d'éluder la loi : en effet, on désignerait pour caution un individu quelconque pour avoir la la faculté d'en présenter un autre après le délai.

L'enchère est nulle si la caution n'est pas reçue. Arrêt de cassation du 4 janvier 1809. M. Gen., 2, 326. M. Pigeau, procédure civ. 2, 408, a émis une opinion contraire.

On peut substituer à la caution une consignation, même un gage : *Melius est habere rem, quam actionem.* Sirey, 15, 2, 208; MM. Gr., 2, 327; Persil, 2, 303.

L'enchère faite, elle ne peut plus être retrac-
tée que du consentement de tous les créanciers,
lors même que l'acquéreur paierait le montant
de la soumission, parce qu'elle ouvre aux autres créanciers, le droit de soumettre à l'adju-
cation publique l'immeuble vendu. M. Gren., 2,
570. Cependant, l'acquéreur peut empêcher la
revente en payant, ou en consignant toutes les
créances. *idem*, 372.

La surenchère ayant amené une adjudication,
on ne peut, sur cette revente, s'étayer de l'art.
710 du Code de procédure, pour surenchérir de
nouveau. La loi n'accorde pas deux fois la même
faveur. Sirey, 20, 1, 20 ; M. Persil, 2, 322.

Lorsqu'il s'agit de vente de biens d'un failli,
le droit de surenchérir est réglé par l'art. 565
du Code de commerce.

Le créancier qui surenchérit doit-il signifier
la réquisition de mise aux enchères à tous les acquéreurs solidaires, fussent-ils même mari et
femme ? Oui, suivant un arrêt de cassation, du
1 mars 1810. Sirey, 10, 1, 208. Cet arrêt doit
être mis au nombre de ceux que nous ne croyons
pas justifiés par leurs motifs.

A défaut, par les créanciers, d'avoir requis la
mise aux enchères dans le délai et les formes prescrits, la valeur de l'immeuble demeure définitivement fixée au prix stipulé dans le contrat, ou déclaré par le nouveau propriétaire, lequel est, en
conséquence, libéré de tout privilége et hypothèque,
en payant ledit prix aux créanciers qui seront en
ordre de recevoir, ou en le consignant.

Le prix étant fixé, faute de surenchère, les priviléges et hypothèques se convertissent en actions
sur ce prix, et les créanciers n'ont plus que le droit
de faire tenir l'état d'ordre. M. Gren., 1, 216;
tome 2, 365.

Lors même que les créanciers ne renou-
velleraient pas après la notification, l'acquéreur leur devrait toujours son prix, parce que
l'hypothèque a produit son effet. S'il revendait,
le nouvel acquéreur ne pourrait avoir plus de
droits qu'il n'en avait lui-même, et ce nouvel acquéreur serait obligé de payer aux créanciers le
montant de la première vente, M. Gren., 2,
366; néanmoins, cet auteur, même tome, p.
368, et M. Persil, 2, 331, conseillent aux créanciers de renouveler leurs inscriptions.

La consignation dont parle cet article diffère
des consignations ordinaires; elle se fait sans
formalité et par l'acquéreur lui-même: seulement

on l'a notifie au vendeur et au greffier. M. Gr.,
2, 370. M. Tarr., 2, 135 et 136, est d'avis
d'appeler les créanciers et le vendeur à la consignation et de faire juger cette consignation valable. Nous sommes de l'opinion de M. Grenier.
Nous ne pensons pas que la loi exige les formalités ordinaires.

L'acquéreur ne peut consigner les sommes qui
peuvent être dues par le vendeur à sa femme,
ou aux mineurs dont il est le tuteur, pour lesquelles il y a inscription ; il doit garder ces sommes jusqu'à la liquidation de leurs droits MM.
Tarrible, 2, 139; Persil, 2, 356. Voir l'art.
2195.

2187.

En cas de revente sur enchère , elle aura lieu suivant les formes établies pour les expropriations
forcées , à la diligence , soit du créancier qui l'aura
requise , soit du nouveau propriétaire.

Le poursuivant énoncera dans les affiches le prix
stipulé dans le contrat, ou déclaré , et la somme en
sus à laquelle le créancier s'est obligé de la porter
ou faire porter.

Les art. 836, 837 et 838 du Code de procédure présentent les moyens de mettre en action
la disposition que nous avons sous les yeux.

Si la revente n'était poursuivie ni par le cré-

ancier surenchérisseur, ni par le nouveau propriétaire, un autre créancier pourrait demander
la subrogation dans la poursuite. Argument tiré
de l'art. 722, du Code de procédure. MM. Persil, 2, 332; Gren., 2, 375, 376.

Quel est le tribunal qui doit connaître de la
revente ? C'est celui de la situation de l'immeuble,
parce que la surenchère est une action réelle,
qu'elle est une conséquence de la transcription
et de la notification faite aux créanciers inscrits;
et par la raison encore que l'on doit donner
toute facilité possible pour que cette revente se
fasse avantageusement : ainsi, si la vente avait
été faite devant un autre tribunal que celui de
la situation, par exemple, si une terre située
dans l'arrondissement de Lisieux avait été vendue par adjudication devant le tribunal de la
Seine, la revente aurait lieu devant les juges
de Lisieux. journal du Palais, 1813, tome 3,
p. 88, M. Persil, 2, 533.

Le premier acte à faire pour provoquer la revente est l'exposition d'un extrait contenant les
désignations indiquées dans l'art. 682, excepté
celles qui se réfèrent à une saisie préexistante.
M. Tarr., 2, 145.

Lorsque des biens immeubles ont été vendus

en masse , le créancier surenchérisseur ne peut faire procéder à la revente par lots , à peine de nullité. Argument tiré de l'art. 838 du Code de procédure. Sirey, 7, 2, 171.

2188.

L'adjudicataire est tenu, au de-là du prix de son adjudication, de restituer à l'acquéreur ou au donataire dépossédé les frais et loyaux coûts de son contrat , ceux de la transcription sur les registres du conservateur, ceux de notifications ou ceux faits par lui pour parvenir à la revente.

Les frais et loyaux coûts du contrat , ceux de transcription , de notification , et ceux faits pour la revente , sont remboursés à l'acquéreur , parce que la dépossession a lieu dans l'intérêt des créanciers. Jusqu'à ce qu'il en soit indemnisé, il a le droit de retenir l'immeuble. M. Tarr. , 2, 146 ; Gren. , 2 385.

La revente se fait sous une condition tacite, celle de payer les impenses et améliorations faites par l'acquéreur , parce que les enchères ne doivent pas porter sur ces objets. V. la discussion au Conseil d'État, et MM. Malleville et Persil.

L'adjudicataire doit les intérêts de son prix à partir de l'adjudication , parce que de ce jour il a droit aux fruits. M. Gren., 2, 386. Quant à l'acquéreur dépossédé il doit les intérêts de la somme qui était portée à son contrat depuis la sommation de payer ou de délaisser, ou depuis la notification qu'il a faite, jusqu'au jour de l'adjudication. M. Gren., 2, 386.

Le bail fait par l'acquéreur doit-il être entretenu par l'adjudicataire ? Non, selon M. Grenier, 2, 386, parce que l'immeuble a dû passer aux créanciers franc de toutes charges imposées par l'acquéreur. Il observe que les dommages-intérêts résultant de l'inexécution du bail que celui-ci doit supporter, rentrent dans l'objet de son recours contre son vendeur. Nous ne sommes point de l'avis de M. Grenier ; nous ne pouvons penser que l'adjudicataire ne soit point tenu d'entretenir le bail fait par l'acquéreur, si ce bail a une période ordinaire à courir, et s'il n'est entaché de fraude sous aucun rapport : ce bail, loin d'être une charge imposée sur l'immeuble, ne présente qu'un acte utile d'administration : d'ailleurs, notre opinion peut être appuyée de l'art. 1673, parce que la raison est la même dans le cas de cet article que dans notre espèce.

La garantie que le vendeur devait à l'acquéreur passe à l'adjudicataire. M. Gren. , 2, 384.

2189.

> L'acquéreur ou le donataire qui conserve l'immeuble mis aux enchères, en se rendant dernier enchérisseur, n'est pas tenu de faire transcrire le jugement d'adjudication.

L'adjudication au profit du nouveau propriétaire ne fait que confirmer son contrat qui conserve son existence : *qui confirmat nihil dat.* M. Gren. 2, 377.

Si c'est un autre que l'acquéreur qui se rende adjudicataire, il ne devra pas non plus faire transcrire le jugement d'adjudication, parce que c'est toujours la même vente qui subsiste, et qui a subi seulement une augmentation de prix. Il ne devrait les droits que sur l'excédent. MM. Gren., 2, 389; Persil.

Cette opinion semble contrarier le sens de l'article ; cependant, il n'a pas été dans la pensée du législateur d'assujettir le jugement d'adjudication à la transcription , lorsque ce n'est pas le nouveau propriétaire qui se rend adjudicataire, parce que ce jugement, nous le répétons, ne contient pas une vente, mais bien une subrogation à la place de l'acquéreur. Sirey 13, 1, 45. MM. Tarr., 2, 148; Gren., 2. 389.

2190.

Le désistement du créancier requérant la mise aux enchères, ne peut, même quand le créancier paierait le montant de la soumission, empêcher l'adjudication publique, si ce n'est du consentement exprès de tous les autres créanciers hypothécaires.

De ce que le désistement du créancier surenchérisseur n'empêche pas la revente, il faut en conclure que les autres créanciers peuvent intervenir sur l'instance en réception, ou en nullité de l'enchère, ou même former tierce opposition au jugement qui déclarerait l'enchère nulle, si ce jugement était infecté de collusion. Voir Sirey, 9, 1, 328; MM. Gren. 2, 333; Persil, 2, 338.

Les créanciers chirographaires n'ont aucun droit de suite sur l'immeuble vendu ; ils ne peuvent donc se plaindre du désistement du créancier surenchérisseur , encore qu'ils pussent avoir un grand intérêt à la vente.

2191.

L'acquéreur qui se sera rendu adjudicataire, aura son recours tel que de droit contre le vendeur,

pour le remboursement de ce qui excède le prix
stipulé par son titre, et pour l'intérêt de cet excédant, à compter du jour de chaque paiement.

L'art. 2178, accorde un recours à l'acquéreur qui a délaissé; celui que nous examinons
en accorde également un à l'acquéreur qui se
rend adjudicataire; mais de ce que la loi est
muette sur le cas où l'acquéreur serait dépossédé par la revente, sur la réquisition d'enchère, en faut-il conclure qu'il n'ait aucuns
dommages-intérêts à réclamer ? Non, selon M.
Tarrible, 2, 153; la loi, dans l'article que
nous avons sous les yeux, n'a entendu déterminer que la mesure exacte du préjudice souffert par l'acquéreur, et l'indemnité que le vendeur doit lui fournir à titre de garantie; mais
elle n'a nullement voulu porter atteinte au principe général qui oblige le vendeur à la garantie en cas d'éviction.

Seulement, si l'acquéreur ne se rend pas
adjudicataire, l'indemnité qui lui est due s'é-
tablit sur d'autres bases; elle porte sur la différence entre la valeur réelle du fonds à l'époque de l'éviction et le prix stipulé dans la vente.
Le prix de l'adjudication ne peut plus servir
de point de comparaison : car s'il se trouvait

inférieur à la valeur réelle, l'acquéreur ne pourrait être privé de cet excédent de valeur ; et
s'il était supérieur , la raison du contraire ne
souffrirait pas que le vendeur pût être obligé
de payer à l'acquéreur une somme plus forte
que la valeur réelle de l'immeuble dont il a
été dépouillé. MM. Tarr., 2, 154; Gren., 2,
38o. Cet auteur rapporte l'opinion du M. Dumont, dans son commentaire sur l'édit de
1771.

Encore que le vendeur ait obligé l'acquéreur
à notifier son contrat, ou ait déclaré l'existence
des hypothèques inscrites, sans s'obliger à en
procurer main-levée, la garantie sera due : il
faut une clause expresse pour l'en affranchir.
M. Tarrible, 2, 155. Cet auteur conseille aux
notaires de suggérer aux parties de convenir
que le contrat serait transcrit et notifié aux
créanciers ; que dans le cas d'une surenchère ,
même dans celui où l'acquéreur se rendrait adjudicataire, ce dernier renonce à toute garantie
et recours contre le vendeur.

Les créanciers hypothécaires non-inscrits ,
et les chirographaires , ne peuvent rien réclamer sur l'excédent du prix, parce que l'acquéreur ne doit cet excédent qu'aux seuls créan-

ciers hypothécaires inscrits , et s'il reste une partie de l'augmentation de prix , il la retient par ses mains pour diminuer d'autant l'indemnité qui lui est due. Brodeau , sur l'art. 102 de la coutume de Paris ; Duplessis, sur la même coutume , traité des actions , liv. 2., ch. 3, sect. 2 ; MM. Gren., 2, 382 ; Persil, 2, 240. V. Sirey , 4, 1, 550.

S'il s'agissait d'un objet donné, le donataire aurait le droit de toucher de l'adjudicataire ce qui resterait du prix , les dettes inscrites payées : cela résulte de ce que nous venons de dire.

Relativement au recours que le donataire peut avoir à exercer sur le donateur , nous renvoyons aux observations que nous avons faites sur l'art. 2178.

2192.

Dans le cas où le titre du nouveau propriétaire comprendrait des immeubles et des meubles , ou plusieurs immeubles , les uns hypothéqués , les autres non hypothéqués , situés dans le même ou dans divers arrondissemens de bureaux, aliénés pour un seul et même prix , ou pour des prix distincts et séparés, soumis ou non à la même exploitation , le prix de chaque immeuble frappé d'inscriptions particulières et séparées sera déclaré dans la notification du nouveau propriétaire , par ventilation , s'il y a lieu , du prix total exprimé dans le titre.

Le créancier surenchérisseur ne pourra , en aucun

eas, être contraint d'étendre sa soumission ni sur le mobilier ni sur d'autres immeubles que ceux qui sont hypothéqués à sa créance et situés dans le même arrondissement, sauf le recours du nouveau propriétaire contre ses auteurs, pour l'indemnité du dommage qu'il éprouverait, soit de la division des objets de son acquisition, soit de celle des exploitations.

Cette disposition présente un des principaux effets de la spécialité. Tout le droit hypothécaire se concentre dans l'immeuble affecté. Le créancier n'est pas tenu de le restreindre ; il n'a pas le pouvoir non plus de l'étendre à d'autres objets, et on ne peut l'y obliger. Voilà ce qu'on voit dans cet article.

Une ventilation est nécessaire dans les cas prévus, parce que le prix de chaque immeuble frappé d'inscriptions particulières doit être distinct et déclaré dans l'acte de notification fait à la requête du nouveau propriétaire.

Si les prix sont distingués dans le contrat, la ventilation est toute faite et il suffit de faire connaître ces prix dans la notification.

Si les immeubles hypothéqués particulièrement à la même créance étaient situés dans deux arrondissemens, une ventilation devrait encore distinguer le prix de ceux situés dans chaque arrondissement, parce que le créancier peut borner sa surenchère aux immeubles situés dans un seul. MM. Tarr., 2, 159 ; Delv., 3 169.

La ventilation est faite par l'acquéreur, mais elle pourra être contestée, non par le vendeur, parce qu'il est sans intérêt, mais bien par les créanciers, soit hypothécaires, soit chirographaires, suivant les circonstances : par les hypothécaires, si le prix a été porté trop bas, comparativement au prix du surplus ; ces créanciers peuvent ne pas vouloir surenchérir, ce qui leur donne intérêt de contester ; par les chirographaires, si la ventilation donnait une trop grande valeur aux immeubles hypothéqués.

L'exploit de notification est nul s'il ne contient pas de ventilation. Cette nullité fait cesser la faculté d'enchérir, et donne ouverture à la saisie immobilière et à la vente judiciaire. Arrêt de la Cour suprême du 19 juin 1815. Sirey, 1815, 1, 214.) Delv., 3, 601.

Il n'en est pas de l'acquéreur d'immeubles hypothéqués, comme de l'acquéreur à titre de reméré : celui-ci peut empêcher, d'après l'art. 1670, que l'objet de son acquisition soit divisé ; il peut exiger que ceux qui n'exercent le droit de reméré que pour une part, retirent l'objet entier de la vente, ou qu'ils l'abandonnent; mais l'acquéreur de plusieurs immeubles hypothéqués doit souffrir qu'un créancier exerce son droit isolément sur les immeubles, sauf son recours. M. Tarr., 2, 160.

Il peut exister sur les biens vendus des hypothèques générales et des hypothèques spéciales sur quelques-uns des immeubles. Pour faire connaître les droits de tous les créanciers dans les divers cas où il y aurait concours de ces sortes d'hypothèques, nous rapporterons deux espèces, dont l'une a été présentée par M. Grenier, tome 1er., p. 365.

Première espèce : Un créancier a une hypothèque générale, soit légale, soit judiciaire, sur deux domaines appartenant à un particulier, situés dans deux arrondissemens. Un autre créancier a une hypothèque spéciale sur un de ces domaines et postérieure en date à la première. Un ordre s'ouvre sur l'expropriation du domaine grevé de l'hypothèque spéciale. L'hypothèque générale absorbe le prix. Dans la suite, un ordre a lieu sur l'expropriation du domaine situé dans l'autre arrondissement. Le créancier qui avait l'hypothèque spéciale sur ce premier domaine, dont le prix est absorbé, a-t-il un droit quelconque sur le prix du second domaine qui est à distribuer entre les créanciers qui ont des hypothèques spéciales sur ce même domaine ? Ce créancier peut-il faire valoir, par forme de subrogation, les droits qu'aurait pu exercer, sur ce second domaine, comme sur le premier, le créancier qui avait l'hypothèque générale antérieure et qu'il a fait peser en entier sur le premier domaine ? Non, selon M. Grenier, parce que la loi ne reconnaît pas de subrogation en pareille circonstance. M. Tarrible, tome 2, p. 160, a pensé qu'il y en avait une dans ce cas : il a tiré des argumens d'analogie des art. 540 et 541 du Code de commerce. Nous pensons, comme M. Grenier, que l'on ne peut pas étendre la matière des subrogations à des cas analogues, et que dans l'espèce, le créancier avec hypothèque spéciale est sans aucun droit sur le deuxième domaine. V. Sircy, 16, 2, 343.

Deuxième espèce. Un ordre a lieu devant un seul tribunal entre tous les créanciers d'un débiteur, dont quelques-uns ont des hypothèques générales, soit légales, soit judiciaires, et dont d'autres ont seulement des hypothèques spéciales primées par les premières : Dans ce cas, le

immeubles affectés aux hypothèques spéciales
doivent contribuer au paiement des hypothèques générales, d'après la date des inscriptions,
en commençant par la plus récente : c'est ce
que la Cour de cassation a décidé par un arrêt
du 16 juillet 1821 (Sirey, 21, 1, 360).
Voir encore un arrêt de la Cour royale de
Paris, rapporté par le même, tome 17, 2,
376.

CHAPITRE IX.

*Du mode de purger les hypothèques, quand
il n'existe pas d'inscriptions sur les biens
des maris et des tuteurs.*

2193.

Pourront les acquéreurs d'immeubles appartenant à des maris ou à des tuteurs, lorsqu'il n'existera
pas d'inscription sur lesdits immeubles, à raison
de la gestion du tuteur, ou des dot, reprises et
conventions matrimoniales de la femme, purger les
hypothèques qui existeraient sur les biens par eux
acquis.

Lorsque les hypothèques légales des femmes
et des mineurs sont inscrites, il faut suivre les
formalités ordinaires pour les purger, c'est-à-

dire, notifier aux maris et aux tuteurs, comme aux autres créanciers, et les appeler sur l'état d'ordre: Alors l'art. 2194 devient sans application. M. Tarr., 2, 69.

La purgation de ces hypothèques a lieu encore que les droits des femmes, des mineurs et des interdits ne soient pas ouverts ; parce que la loi ne fait pas de distinction : mais on doit observer ce que prescrit l'art. 2195, où l'on voit que si les hypothèques légales viennent au premier rang, la purgation ne produit d'autre effet que de faire déterminer les sommes qui peuvent être dues aux femmes ou aux mineurs, puisque l'acquéreur doit garder ces sommes en ses mains, et laisser subsister les inscriptions comme auparavant. Sirey, 21, 1, 422.

L'expropriation forcée purge ces hypothèques, parce que la publicité des actes par lesquels on y parvient est aussi propre à instruire la femme, ou les mineurs, du danger que court leur hypothèque légale, que le dépôt au greffe, l'affiche et la notification personnelle que prescrit l'art. 2194. Arrêt de cassation, du 21 novembre 1821. Sirey, 22, 1, 214; M. Gren, 2, 224.

Mais la revente sur mise aux enchères à la suite d'une transmission volontaire ne purge pas ces hypothèques. M. Gren., 2, 428.

Notre article ne parle que des hypothèques légales des femmes et des mineurs ; cependant, il peut exister sur les immeubles vendus d'autres hypothèques légales, comme celles de l'état, des communes, etc. Comment doit-on les purger ? On les purge de la même manière que les hypothèques ordinaires, en se conformant à l'art. 2183, parce que, comme elles, elles sont assujetties à la formalité de l'inscription.

2194.

À cet effet, ils déposeront copie dûment collationnée du contrat translatif de propriété au greffe du tribunal civil du lieu de la situation des biens, et ils certifieront par acte signifié, tant à la femme ou au subrogé tuteur, qu'au procureur du roi près le tribunal, le dépôt qu'ils auront fait. Extrait de ce contrat, contenant sa date, les noms, prénoms, professions et domiciles des contractans, la désignation de la nature et de la situation des biens, le prix et les autres charges de la vente, sera et restera affiché pendant deux mois dans l'auditoire du tribunal, pendant lequel temps les femmes, les maris, tuteurs, subrogés tuteurs, mineurs, interdits, parens ou amis, et le procureur du roi, seront reçus à requérir, s'il y a lieu, et à faire faire au bureau du conservateur des hypothèques, des inscriptions sur l'immeuble aliéné, qui auront le même effet que si elles avaient été prises le jour du contrat de mariage, ou le jour de l'entrée en gestion du tuteur, sans préjudice des poursuites qui pourraient avoir lieu contre les maris et les tuteurs.

ainsi qu'il a été dit ci-dessus, pour hypothèques par eux consenties au profit de tierces personnes, sans leur avoir déclaré que les immeubles étaient déjà grevés d'hypothèques, en raison du mariage ou de la tutelle.

La transcription n'est pas nécessaire pour purger les hypothèques légales des femmes et des mineurs; il suffit de remplir les formalités prescrites par cet article. MM. Gren. 1, 591; Persil, 2, 349. Si ces hypothèques étaient inscrites, les femmes et les subrogés tuteurs recevraient les mêmes notifications que les autres créanciers, et alors le dépôt du contrat au greffe ne serait plus nécessaire.

Il est toujours prudent de purger les hypothèques légales, parce que ceux qui acquerraient postérieurement des immeubles soumis aux mêmes hypothèques pourraient les purger, ce qui les ferait supporter en entier, ou en grande partie, par les premiers immeubles sortis de la main du débiteur. M. Gren., 1, 538. Voir un arrêt du 20 août 1816.

Le greffier est obligé de rédiger un acte de dépôt du contrat, et c'est cet acte que l'on doit signifier à la femme, au subrogé tuteur et au procureur roi. Décisions de leurs Excel. le grand juge et le ministre des finances, des 24 vendémiaire et 14 nivôse an 13.

Lorque le subrogé tuteur, la femme, ou ses représentans, ne sont pas connus, on doit se conformer à un avis du conseil d'état, approuvé le premier juin 1807 ; cet avis porte : « Il sera « nécessaire et il suffira, pour remplacer la si- « gnification qui doit leur être faite aux termes « dudit art. 2194, en premier lieu, que, « dans la signification à faire au procureur du « roi, l'acquéreur déclare que ceux du chef « desquels il pourrait être formé des inscrip- « tions pour raison d'hypothèques légales exis- « tantes indépendamment de l'inscription, « n'étant pas connues, il fera publier la susdite « signification dans les formes prescrites par « l'art. 683 du Code de procédure civile ; en « second lieu, que le susdit acquéreur fasse « cette publication dans lesdites formes de l'art. « 683 du Code de procédure, ou que, s'il n'y « avait pas de journal dans le département, « l'acquéreur se fasse délivrer par le procureur « du roi un certificat portant qu'il n'en existe « pas.

« Le délai de deux mois fixé par l'art. 2194 « du Code civil, pour prendre inscription du « chef des femmes, des mineurs et des inter- « dits, ne devra courir que du jour de la pu-

« blication faite aux termes du susdit art. 683
« du Code de procédure civile, ou du jour
« de la délivrance du certificat du procureur
« du roi, portant qu'il n'existe pas de jour-
« nal dans le département. Voir cet avis dans
« Sirey, 7, 2, 112. »

A l'expiration des deux mois, le greffier doit
rédiger, tant pour sa décharge, que pour constater que le contrat a resté affiché pendant les
délais prescrits, un nouveau certificat, constatant
le dépôt, qui est enregistré sur la minute, et dont
il doit, au besoin, délivrer expédition. Voir la
décision de leurs Ex., des 24 vendémiaire et 14
nivôse an 13, que nous avons citée ci-dessus.

Il n'est pas nécessaire d'huissier commis pour
les notifications dans le cas de cet article. M.
Gren., 2, 306.

La notificaition qu'on doit à la femme est
nulle si elle est faite au domicile conjugal parlant au mari ; parce que, ayant un intérêt op-
posé à celui de la femme, il ne peut la représenter, Sirey, 19, 2, 273.

Un créancier peut forcer la femme en justice,
à prendre une inscription sur les biens que son
mari à vendus ; voici dans quel cas : Un mari a
pour 100,000 fr. d'immeubles. Sa femme a ap

porté 20,000 fr. ; il emprunte 30,000 fr., et vend pour 60,000 fr. de ses immeubles, qui ne sont point hypothéqués aux 30,000 fr. : la femme n'inscrit pas. Si le mari touche, le créancier perd. Dans ce cas, il peut faire ordonner que le mari prendra une inscription pour sa femme. M. Gen., 1, 540.

Pour les cas où la femme peut renoncer à son hypothèque légale, voir nos observations sur l'art. 2121.

Si la femme mariée sous le régime de la communauté, vend un immeuble solidairement avec son mari, elle ne peut exercer son hypothèque légale sur cet immeuble, et le procureur du roi ne peut, par conséquent, prendre une inscription pour elle. M. Gren., 1, 544.

Le délai de deux mois était franc sous l'édit de 1771 ; il l'est aussi sous le Code.

C'est par erreur que cet article fait remonter l'effet des inscriptions au jour du contrat de mariage ; le point de départ est le jour de la célébration. Voir l'art. 2135, et M. Gren.', 1, 522. Il existe une opinion contraire, c'est M. Tarrible qui l'a émise ; mais cette opinion ne peut prévaloir.

La femme qui n'a point pris inscription avant

la tenue de l'état d'ordre, par suite d'expropriation forcée, et qui ne s'est pas présentée à cet
ordre, peut-elle former tierce opposition à l'état de
collocation, lorsque les bordereaux sont délivrés ?
Non, d'après un arrêt de la cour suprême. Sirey,
22, 1, 214; mais elle pourrait se présenter pendant la tenue de l'ordre. — M. Gren., 1, 540,
avait embrassé cette opinion, mais il l'a rétrac-
tée dans son deuxième volume, p. 427. C'est
l'arrêt que nous venons de citer qui l'a fait revenir. Nous ne voyons rien dans cet arrrêt qui
puisse motiver ce changement d'opinion, et nous
pensons que M. Grenier eût dû tenir à la première. Autre chose est d'attaquer un ordre arrêté définitivement, même suivi de délivrance
de bordereaux ; autre chose est de permettre de
se présenter sur un ordre ouvert. Au premier cas,
il s'agit de détruire ce qui a été fait ; au second,
tous les droits sont entiers et chacun est en pré-
sence pour les faire valoir. La femme doit inscrire, mais c'est pour conserver sa créance au
respect de l'acquéreur qui pourrait se libérer,
vu le défaut d'inscription. Quant aux créanciers,
son hypothèque légale existe indépendamment
de cette formalité. Art. 2135. Elle peut donc se
présenter sur un ordre pour réclamer ses droits.

MM. Persil, 2, 353 ; Delv. , 3, 606 ; Pailliet, sur l'article, sont de cet avis.

Si la femme prenait inscription après l'expiration du délai de deux mois, et qu'elle fût seule inscrite, elle devrait faire signifier des défenses à l'acquéreur de se dessaisir de son prix, parce que, n'ayant pas rencontré d'inscriptions, et n'étant pas obligée de délivrer d'autre certificat que celui qu'il a requis après le délai du dépôt, cet acquéreur pourrait se libérer.

2195.

Si, dans le cours des deux mois de l'exposition du contrat, il n'a pas été fait d'inscription du chef des femmes, mineurs ou interdits, sur les immeubles vendus, ils passent à l'acquéreur sans aucune charge, à raison des dot, reprises et conventions matrimoniales de la femme, ou de la gestion du tuteur, et sauf le recours, s'il y a lieu, contre le mari et le tuteur.

S'il a été pris des inscriptions du chef desdites femmes, mineurs ou interdits, et s'il existe des créanciers antérieurs qui absorbent le prix en totalité ou en partie, l'acquéreur est libéré du prix ou de la portion du prix par lui payée aux créanciers placés en ordre utile ; et les inscriptions du chef des femmes, mineurs ou interdits, seront rayées, ou en totalité, ou jusqu'à due concurrence.

Si les inscriptions du chef des femmes, mineurs ou interdits, sont les plus anciennes, l'acquéreur ne pourra faire aucun paiement du prix au préjudice desdites inscriptious, qui auront toujours, ainsi qu'il a été dit ci-dessus, la date du contrat de mariage, ou de l'entrée en gestion du tuteur; et, dans ce cas, les inscriptions des autres créanciers qui ne viennent pas en ordre utile, seront rayées.

S'il a été pris des inscriptions du chef des femmes ou des mineurs, alors l'acquéreur doit attendre que l'ordre ait réglé le rang des diverses hypothèques. Si le prix est absorbé en tout ou en partie, par des créances antérieures à celles des femmes et des mineurs, les hypothèques légales de ceux-ci sont rayées. Dans le cas contraire, où ces dernières hypothèques occupent le premier rang, l'acquéreur doit conserver le prix jusqu'au moment ou le paiement, devenu praticable, éteindra la créance et purgera l'hypothèque.

Nous disons jusqu'au moment où le paiement sera devenu praticable, parce que les hypothèques légales peuvent être attachées à des créances conditionnelles, éventuelles ou indéterminées : par exemple, la donation faite par le mari à sa femme, sous la condition de survie; ou bien, les sommes dues par le tuteur à ses mineurs, qui sont toujours indéterminées jusqu'à l'apurement du compte : dans ces diverses cas, l'acquéreur ne pourra se libérer qu'après l'événement ou le compte arrêté.

La date de l'inscription ne remonte point, comme nous l'avons déjà dit sur l'article ci-desssus, au contrat de mariage, mais bien au jour de la célébration. M. Gren., 1, 522.

CHAPITRE X.

De la publicité des registres, et de la responsabilité des conservateurs.

2196.

Les conservateurs des hypothèques sont tenus de délivrer à tous ceux qui le requièrent, copie des actes transcrits sur leurs registres et celle des inscriptions subsistantes, ou certificat qu'il n'en existe aucune.

On voit dans cet article que les conservateurs ne sont point obligés de faire des communications verbales : on doit en conclure que s'ils en faisaient ils ne pourraient réclamer de salaire.

Les états, extraits et certificats délivrés par les conservateurs, sont dispensés de la formalité de l'enregistrement. Décision du ministre des finances du 21 mai 1809. Sirey, 10, 2, 331.

Les conservateurs des hypothèques ne peuvent délivrer des certificats sur eux-mêmes, ni faire la transcription des contrats de vente qu'ils auraient consentie. MM. Persil, 2, 358; Delv., 3, 586; Gren., 2, 477. Ils doivent être remplacés dans ces cas par un vérificateur ou un inspecteur. V. Sirey, 12, 2, 14.

Cependant, la Cour de Paris a jugé qu'un conservateur avait pu recevoir une inscription prise sur lui-même, parce que l'on peut témoigner contre soi, mais non en sa faveur. Sirey, 12, 2, 16.

2197.

Ils sont responsables du préjudice résultant,

1°. De l'omission sur leurs registres, des transcriptions d'actes de mutation, et des inscriptions requises en leurs bureaux;

2°. Du défaut de mention dans leurs certificats, d'une ou de plusieurs des inscriptions existantes, à moins, dans ce dernier cas, que l'erreur ne provint de désignations insuffisantes qui ne pourraient leur être imputées.

Le recours sur les conservateurs ne doit être prononcé que dans les cas désignés par la loi, parce que c'est une obligation rigoureuse qu'on ne peut étendre suivant la maxime : *Odiosa sunt potiùs restringenda.*

Les créanciers omis dans les certificats peuvent se présenter à l'ordre. Art. 2198.

Pour que l'on puisse recourir sur les conservateurs, il faut que la déchéance soit irréparable, et que l'omission ou la négligence soit une faute. Sirey, 21, 1, 344. M. Gren., 2, 476. Le créancier qui serait omis dans le certificat doit prouver que, sans l'omission, il aurait été utilement colloqué. Il serait de même assujetti à cette preuve si son inscription était nulle par la faute du conservateur. M. Persil, 2, 365.

Les conservateurs peuvent réparer, sur leurs registres, les erreurs qu'ils ont commises, mais sans préjudice des droits qui seraient acquis auparavant. Avis du conseil d'état du 26 décembre 1810. Il est rapporté dans Pailliet, sur l'article que nous discutons.

Le créancier omis ne pourra réclamer que jusqu'à la clôture du projet d'ordre ; après il ne peut se présenter au préjudice des créances non-contestées. S'il n'est pas tenu d'état de collocation, il ne pourra former aucune demande sur le prix des immeubles vendus après le règlement arrêté et signé des créanciers. MM. Gren., 2, 514, et Persil, 2, 376, 377, 378. Ce dernier auteur rapporte un arrêt de Bruxelles du 15 janvier 1812.

Ce créancier ne peut surenchérir ; il est déchu de son hypothèque sous ce rapport. Le même, p. 317. Il cite un arrêt de cassation du 9 nivôse an 14. M. Tarrible est d'avis contraire.

Le conservateur qui aura omis une inscription dans un certificat, pourra se décharger de la responsabilité en prouvant que cette inscription était nulle, par quelque irrégularité du fait du créancier. M. Persil, 2, 371.

La responsabilité des conservateurs ne dure que dix ans. Arrêt de cassation du 22 juillet 1816 (Sirey, 16, 1, 297).

Le conservateur a son domicile de droit au bureau où il exerce ses fonctions pour les actions auxquelles sa responsabilité pourrait donner lieu ; ce domicile dure dix ans, c'est-à-dire, le même temps que l'action que l'on a contre lui : ainsi, qu'il soit changé de place, ou qu'il soit décédé, les poursuites y seront adressées pendant ce délai. Loi du 21 ventôse an 7, art. 8 et 9 ; circulaire de l'administration, du 24 floréal an 8, n°. 1820.

On poursuit les conservateurs, pour les faits dont ils sont responsables, par les mêmes voies que les simples particuliers ; il en est autrement lorsqu'il s'agit de leurs fonctions, par exemple, de radiation ou de délivrance de certificats, Sirey,

8, 2, 3; MM. Persil, 2, 373; Gren., 2, 478.

Lorsque les conservateurs sont appelés en référé ils ne peuvent se dispenser de se présenter en personne. Lettre de LL. Exc. le grand-juge et le ministre des finances du 2 décembre 1807.

2198.

L'immeuble à l'égard duquel le conservateur aurait omis dans ses certificats une ou plusieurs des charges inscrites, en demeure, sauf la responsabilité du conservateur, affranchi dans les mains du nouveau possesseur, pourvu qu'il ait requis le certificat depuis la transcription de son titre, sans préjudice néanmoins du droit des créanciers de se faire colloquer suivant l'ordre qui leur appartient, tant que le prix n'a pas été payé par l'acquéreur, ou tant que l'ordre fait entre les créanciers n'a pas été homologué.

Nos observations sur l'article précédent nous dispensent d'en faire ici.

2199.

Dans aucun cas, les conservateurs ne peuvent refuser ni retarder la transcription des actes de mutation, l'inscription des droits hypothécaires, ni la délivrance des certificats requis, sous peine des dommages et intérêts des parties, à l'effet de quoi, procès-verbaux des refus ou retardemens seront, à la diligence des requérans, dressés sur le champ,

soit par un juge de paix, soit par un huissier-audien-
cier du tribunal, soit par un autre huissier ou un
notaire assisté de deux témoins.

Cependant ils doivent s'interdire de faire des
actes de leur ministère les jours de dimanche
et fête conservée. Lett. de LL. Ex. le grand-
juge et le ministre des finances du 22 décembre
1807.

Leurs bureaux doivent aussi être fermés les 25
août, fête de St.-Louis (décision du ministre
des finances du 28 octobre 1817), et 21 janvier (loi du 16 janvier 1816).

L'art. 11 de la loi du 27 mai 1791, et l'art.
14 des ordres généraux de régie prescrivent aux
conservateurs d'ouvrir leurs bureaux quatre heures le matin et 4 heures l'après-midi, et d'afficher
les heures des séances à la porte extérieure.

2200.

Néanmoins les conservateurs seront tenus d'avoir
un registre sur lesquels ils inscriront, jour par
jour, et par ordre numérique, les remises qui leur
seront faites d'actes de mutation pour être transcrits, ou de bordereaux pour être inscrits ; ils don-
neront au requérant une reconnaissance sur papier
timbré, qui rappellera le numéro du registre sur
lequel la remise aura été inscrite, et ils ne pourront transcrire les actes de mutation ni inscrire les

bordereaux sur les registres à ce destinés, qu'à la date et dans l'ordre des remises qui leur en auront été faites.

Le conservateur a le droit de forcer la personne qui soumet un acte de mutation, ou une inscription, à la formalité hypothécaire, de prendre le récépissé dont parle cet article. Décision du ministre de la justice du 14 nivôse an 13.

2201.

Tous les registres des conservateurs sont en papier timbré, cotés et paraphés à chaque page par première et dernière, par l'un des juges du tribunal dans le ressort duquel le bureau est établi. Les registres seront arrêtés chaque jour comme ceux d'enregistrement des actes.

2202.

Les conservateurs sont tenus de se conformer, dans l'exercice de leurs fonctions, à toutes les dispositions du présent chapitre, à peine d'une amende de deux cents à mille francs pour la première contravention, et de destitution pour la seconde ; sans préjudice des dommages et intérêts des parties, lesquels seront payés avant l'amende.

2203.

Les mentions de dépôts, les inscriptions et transcriptions, sont faites sur les registres, de suite, sans aucun blanc ni interligne, à peine, contre le con-

servateur, de mille à deux mille francs d'amende ;
et des dommages et intérêts des parties, payables
aussi par préférence à l'amende.

Les dispositions de ces trois articles sont purement réglementaires ; elles ne nous présentent aucun sujet d'observation.

FIN.

AUTEURS CONFÉRÉS

DANS CET OUVRAGE.

BASNAGE.

DOMAT.

LOISEAU.

DUMONT.

D'HERICOURT.

ROUSSEAUD DE LA COMBE.

FERRIÈRE.

ÉTIENNE.

PREVÔT DE LA JANNÈS.

DE RENUSSON.

POTHIER.

AUZANNET.

LE BRUN.

COUTUME DE PARIS.

JUSSIEUX DE MONTLUEL.

ORDONNANCE de 1771.

DENISART.

TARRIBLE.

LOCRÉ.

CHABOT DE L'ALLIER.

MERLIN.

TISSANDIER.

LES PANDECTES.

MALEVILLE.

PERSIL.

COMMAILLE.

HUTTOT.

DELVINCOURT.

GRENIER.

TOULLIER.

BATTUR.

ERRATA.

Pages 8, avant-dernière ligne, *leurs opinions*, lisez *leur opinion*.

— 14, ligne 4, mettez *virgule* après *intérêts*.

— 47, ligne 1re. et 2e., après 1812 mettez *point et virgule*, et après 1814 supprimez *le point et la virgule*.

— 71, ligne 8, après 346 mettez *point et virgule* au lieu d'une *virgule*.

— 77, ligne 4, après 170 *et* 12 mettez *point et virgule*.

— 79, ligne 10, après 66 mettez *et*.

— 120, ligne 16, *cont.*, lisez *cout*.

— 127, ligne 1re., *rapporté*, lisez apporté.

— 157, ligne 12, *soient*, lisez *fussent*.

— 159, ligne 6, *à contrarier*, lisez *à contrario*.

— 162, ligne 7, *aidés*, lisez *aidées*.

Même page, ligne 10, *tels*, lisez *telles*.

— 165, ligne 20, *en*, lisez n'en.

— 185, ligne 23, *jouissent*, lisez *jouit*.

— 207, ligne 5, *on ne peut*, lisez *ne peut-on*.

— 208, ligne 15, *d'autre*, lisez *d'autres*.

— 217, ligne 12, *ont*, lisez *on*.

— 221, ligne 22, *qu'il représente*, lisez *qu'ils représentent*.

— 259, ligne 13, *de cette*, lisez *d'une autre*.

— 270, ligne 11, *lieu*, lisez *lien*.

— 277, ligne 23, *qui*, lisez *que*.

— 278, ligne 17, *soumette*, lisez *soumet*.

— 279, ligne 3, *pour*, lisez *contre*.

— 282, ligne 14, *ait*, lisez *soit*.

— 329, ligne 17, *provisoirs*, lisez *provisoires*.

— 335, ligne 2, *nulle*, lisez *nul*.

— 337, ligne 14, *parce que*, lisez *puisque*.

— 339, ligne 1re., *supprimez le premier mot*.

— 349, ligne 8, *du*, lisez *de*.

Même page, ligne 2, 25 et 26, *excédent*, lisez *excédant*.